Sovrappensiero

Come eliminare l'ansia, creare abitudini produttive, pensare e meditare, eliminare i pensieri negativi e sviluppare una mentalità vincente

Roberto Gilloni

Tabella dei contenuti

accurate che veritiere quando si tratta di raccontare i fatti. Come tale, qualsiasi uso, corretto o scorretto, delle informazioni fornite renderà l'editore libero da responsabilità per quanto riguarda le azioni intraprese al di fuori della sua diretta competenza. Indipendentemente da ciò, non ci sono scenari in cui l'autore originale o l'editore possono essere ritenuti responsabili in qualsiasi modo per eventuali danni o difficoltà che possono derivare da una qualsiasi delle informazioni discusse nel presente documento.

Inoltre, le informazioni contenute nelle pagine seguenti sono intese solo a scopo informativo e devono quindi essere considerate come universali. Come si addice alla sua natura, sono presentate senza garanzia della loro validità prolungata o della loro qualità provvisoria. I marchi di fabbrica che sono menzionati sono fatti senza consenso scritto e non possono in alcun modo essere considerati un'approvazione da parte del titolare del marchio.

Introduzione

Congratulazioni per aver acquistato questo libro e grazie per averlo fatto. Questo libro vi aiuterà a capire la potenziale minaccia del sovrappensiero e i modi per evitare di cadere nella sua trappola viziosa.

Pensare è un processo così potente. Ci ha aiutato ad evolverci in esseri così efficienti e potenti. È grazie al potere del pensiero che governiamo questo mondo nonostante siamo fisicamente deboli e inferiori a diverse altre razze che esistono da molto più tempo della nostra. Tuttavia, come ogni altro processo potente, quando va fuori controllo, può essere devastante.

Non c'è da meravigliarsi che in quest'epoca di comodità, tutti noi soffriamo molto la nostra mente. Abbiamo poco controllo sulle cose che la mente pensa. Può facilmente trascinarci in pensieri negativi e sopraffarci.

La maggior parte delle persone si sente impotente di fronte alla propria mente sovrappensiero, e questo è un motivo per cui più di 40 milioni di adulti negli Stati Uniti soffrono di disturbi d'ansia. Il conteggio delle vittime di altri disturbi mentali in cui il sovrappensiero e il conseguente stress hanno un ruolo definitivo è ancora più spaventoso.

Un problema ancora più grande di questo numero è la percentuale di persone che trattano il sovrappensiero come un problema e cercano aiuto. Solo il 36,9% delle persone che soffrono di gravi disturbi mentali cercano aiuto medico. La maggior parte delle persone che soffrono di sovrappensiero non lo considerano nemmeno un vero problema.

La gente crede che sia compito della mente pensare, e se la loro mente sta pensando un po' di più, allora è iperattiva. La gente non si rende conto che se più della quantità richiesta di zucchero nel sangue può essere un problema. Se più della quantità richiesta di pressione nel sangue può essere un problema, allora perché pensare più della quantità richiesta è normale.

Questo libro vi aiuterà a capire tutte queste domande in dettaglio e a spiegare in dettaglio il problema del sovrappensiero.

In questo libro, ho cercato di spiegare il concetto e le cause del sovrappensiero nel modo più semplice possibile. Le cause alla radice del sovrappensiero non sono complesse, possono essere affrontate facilmente, ma se si permette al cervello di portare avanti l'abitudine del sovrappensiero per molto tempo, recuperare può essere difficile, stancante e faticoso.

Questo libro si rivelerà utile a tutti. Sia che abbiate affrontato il problema del sovrappensiero per molto tempo o che sentiate di aver iniziato a cadere nella trappola della mente di recente. Otterrete soluzioni semplici, facili e fattibili per i problemi che state affrontando nella vostra mente.

Molte persone commettono l'errore di buttare via o scartare il problema del sovrappensiero come irrilevante. Al giorno d'oggi, anche la scienza medica ha dimostrato che il semplice processo del sovrappensiero non solo può portare a problemi mentali ed emotivi, ma può anche causare disturbi neurologici. È un problema che non solo colpisce il funzionamento della mente, ma anche il buon funzionamento del corpo.

Questo libro fornirà modi semplici e praticabili per apportare cambiamenti nel vostro modo di pensare. Vi aiuterà a capire i modi per modificare il vostro processo di pensiero e uscire dalla trappola del sovrappensiero.

Vi fornirà anche le tecniche per rompere l'impasse causata dal sovrappensiero. Vi darà i modi per uscire dall'abitudine all'inattività e all'indecisione.

Questo libro vi introdurrà alla pratica efficace della meditazione e ai modi in cui la meditazione può aiutarvi a rompere l'abitudine di pensare troppo.

Questo libro non solo fornirà le basi della meditazione, ma vi darà anche una comprensione approfondita della pratica per contrastare il problema del sovrappensiero.

Vi darà anche dei pro-consigli per battere i processi di pensiero negativi nella mente e ottenere una mentalità vincente.

Questo libro è un tentativo sincero di aiutarvi a superare il problema del sovrappensiero e a trovare pace, gioia e successo nella vita.

Spero che possiate trarre il massimo vantaggio da questo libro.

Ci sono molti libri su questo argomento sul mercato, grazie ancora per aver scelto questo! Ogni sforzo è stato fatto per garantire che sia pieno di informazioni il più possibile utili; godetevelo!

Capitolo 1: Cos'è il sovrappensiero

Un overthinker è una persona semplice con una mente complessa

Il sovrappensiero è lo stato di impotenza in cui non si è in grado di impedire alla propria mente di pensare ad una cosa a cui non si vuole pensare.

Confuso?...

Cominciamo con una piccola ma interessante storia...

C'era una volta, nel lontano oriente, una persona orgogliosa della sua abilità mentale che andò da un monaco molto famoso per ottenere la conoscenza dei poteri mistici. Prese la lettera di raccomandazione del re, in modo che il monaco non si impegnasse a tergiversare. Voleva i poteri rapidamente.

Quando la richiesta fu fatta al monaco, egli non aveva molte opzioni. Agire contro la raccomandazione del re poteva rivelarsi fatale.

Ma anche il monaco aveva le sue riserve. A quel tempo, era tradizione impartire la conoscenza solo ai meritevoli. Ogni maestro aveva la grande responsabilità di trovare il candidato meritevole, e solo lui poteva trasmettere quella conoscenza. Si ritiene che molti insegnamenti potenti siano passati nell'oblio perché i maestri non hanno trovato gli studenti meritevoli.

Ecco uno studente che voleva una consegna veloce degli insegnamenti senza dover passare la prova del tempo e del merito.

Il monaco pensò per un po' e poi accettò di impartire la conoscenza.

Ha dato a quella persona 3 semplici mantra da cantare:

BuddhamSaranamGachhami

DhammamSaranamGachhami

SanghamSaranamGachhami

Tuttavia, c'erano 3 condizioni molto importanti da seguire:

1. Quella persona doveva stare nell'acqua profonda fino al petto la mattina presto per cantare questi mantra.
2. Ha dovuto cantare questi mantra 7 volte
3. Non deve pensare alle scimmie mentre canta questi mantra

Quella persona sentiva di essere sulla settima nuvola. Non poteva credere che fosse così facile ottenere poteri mistici.

Il monaco gli ricordò di nuovo che non doveva pensare alle scimmie, altrimenti i mantra non avrebbero funzionato. Quella persona assicurò che non c'era motivo di pensare alle scimmie.

Ma, in qualche modo, i suoi pensieri venivano ora deviati verso le scimmie. Più si sforzava di scacciare questi pensieri, più questi lo attaccavano aggressivamente. Non riuscì a dormire per tutta la notte pensando a quelle maledette scimmie.

La mattina dopo, quando entrò in acqua, più che ai mantra, pensava alle scimmie, sapendo bene che non doveva pensare a loro. Uscì dall'acqua senza ottenere alcun successo.

Presto il pensiero di quelle scimmie prese il sopravvento su ogni aspetto del suo processo mentale. Semplicemente non riusciva a scrollarsele di dosso.

Vedeva quelle scimmie in tutto ciò che lo circondava. Tutti i suoi pensieri riguardavano semplicemente le scimmie.

Corse dal monaco e lo pregò di fare qualsiasi cosa per togliersi dalla testa quelle scimmie.

Non voleva nient'altro in questo mondo. Era sul punto di perdere tutto quello che aveva guadagnato fino ad oggi a causa di quelle scimmie che non esistevano nemmeno.

Questo è il tipo di effetto che il sovrappensiero può avere su una persona.

Può essere un semplice pensiero sfuggito al vostro controllo. Una piccola paura, un'insicurezza, una fobia, un dilemma o un'apprensione possono infiltrarsi nella vostra mente e sopraffarla. Se non gestita correttamente, può rivelarsi molto difficile da scrollarsi di dosso.

L'abitudine di pensare troppo non ha bisogno di circostanze o situazioni speciali per svilupparsi, ma l'ambiente circostante può giocare un ruolo importante in esso.

Sei un pensatore eccessivo?

In una certa misura, a tutti noi piace pensare alle cose. È una buona cosa. Compiere azioni senza pensare chiaramente o senza una ragionevole previsione può essere sciocco. Tuttavia, per alcune persone, questa cautela prende la forma della paura e porta all'indecisione e all'inazione.

Ti trovi incapace di liberare la tua mente da certi pensieri inquietanti?

Senti che certe cose possono continuare ad attirare i tuoi pensieri continuamente verso di loro?

Hai paura che pensare ad alcune cose ti faccia sentire molto insicuro, eppure non riesci a smettere di pensarci?

La paura che qualcosa vada storto porta spesso all'inazione?

Sei d'accordo che la paura di alzarsi tardi la mattina può renderti insonne la notte?

Comincia a trarre conclusioni inverosimili anche in situazioni un po' abbozzate?

Il sovrappensiero è un problema più comune di quanto si possa pensare. In una certa misura, tutti pensiamo troppo. Anche le persone più impulsive o spontanee intorno a te pensano troppo a qualcosa o all'altro. Tutti hanno delle paure nascoste e dei punti deboli. Il problema inizia davvero quando una persona inizia a pensare troppo tutto il tempo e sulla maggior parte delle cose.

Il sovrappensiero può avere effetti disastrosi sulla vita della persona colpita. Può portare una persona a un punto morto. Può portare a tensioni nelle relazioni, indecisioni, inazione e agitazione interiore. È un problema che è necessario identificare e gestire correttamente.

Definire il sovrappensiero

Se si osserva da vicino, il sovrappensiero è un termine improprio.

Pensare è un processo cosciente. Si prende una decisione cosciente di mettere la propria mente su qualcosa, e questo processo si chiama pensare. Tuttavia, la maggior parte dei sovrapensieri sta semplicemente cercando di fermare quel processo e non ha alcun controllo attivo su di esso. Eppure, ci piace chiamarlo sovrappensiero.

Una persona cercherebbe di fermare questo processo solo quando sa che non sta funzionando a suo favore. Purtroppo, a questo punto, la vittima perde tutto il controllo sul processo di pensiero e si sente impotente. Questo problema è comunemente noto come overthinking.

Il sovrappensiero non inizia sempre come un processo negativo. Inizia come un pensiero sull'impatto degli eventi che hanno avuto luogo e sui modi in cui possono modellare il futuro corso degli eventi. È solo una misura per avere un vantaggio in modo da poter pianificare meglio. Può essere che vogliate pensarci bene, ma non volete rimanere impegnati in questo pensiero.

Il punto in cui non siete in grado di staccarvi dal pensiero, inizia il problema. Questo problema è popolarmente conosciuto come Sovrappensiero.

È il punto in cui si perde il controllo attivo sui propri pensieri. Il subconscio prende il sopravvento e comincia a bombardare ricordi, contesti, riferimenti e paure nascoste. Estrapola.

Pensare è un esercizio mentale. È un gioco salutare che la tua mente deve fare ogni giorno per rimanere sana. È un gioco che le piace. Tuttavia, questo gioco può essere gioioso solo finché si ha il controllo completo.

Immaginatevi nel vostro parco divertimenti preferito. Hai la possibilità di scegliere la tua giostra preferita. L'unica fregatura è che non si può uscire. Anche la giostra più bella di questo mondo diventerebbe dolorosa quando sai che non puoi scendere. Non è che la giostra sia andata male. Hai semplicemente perso il controllo su di essa.

Questo è quello che succede quando il sovrappensiero diventa parte della vita.

Tipi di sovrappensiero

Il sovrappensiero può essere classificato in due grandi categorie:

1. Ruminare: In questo, la vittima rimane intrappolata nella spirale dei pensieri dolorosi o stressanti del passato e continua a riviverli. È un viaggio che la vittima potrebbe intraprendere ogni giorno, più volte al giorno. La vittima è costretta a sperimentare le cose che è meglio evitare, ma non trova un modo per uscire da quei ricordi. Rivivere il passato può essere un'esperienza da incubo, e se qualcuno vi è coinvolto, l'aiuto è molto importante.

2. Preoccupazione: Questa è la varietà da giardino dei sovrappensieri. Le vittime sono così stressate riguardo agli eventi che avranno luogo nel futuro che esitano nel prendere parte a questi eventi. La maggior parte dei problemi immaginati dalle vittime sono immaginari e potrebbero non diventare mai realtà. Tuttavia, le vittime affrontano problemi nel superare questo fatto e hanno bisogno di aiuto per uscirne.

Mark Twain una volta disse: "Ho avuto molte preoccupazioni nella mia vita, la maggior parte delle quali non sono mai accadute".

Questo è vero per la maggior parte dei sovrappensieri, ma potrebbero aver bisogno di aiuto per rendersi conto di questo fatto.

Importanza di riconoscere il problema del sovrappensiero

Il sovrappensiero può rendere la vita di una persona affetta miserabile. Non è un disturbo fisico, e quindi la persona sembra in forma e a posto. Tuttavia, lo stato mentale agonizzante della vittima può influenzare notevolmente la sua funzionalità.

Uno dei maggiori problemi con i problemi comuni è che vengono facilmente ignorati. Tutti possiamo averla, ma non ci facciamo mai caso perché pensiamo che non sia un grosso problema. Questo significa che un po' di disattenzione può costringere una persona a lasciare che questa condizione prevalga su di lui/lei per tutta la vita. Non solo influenzerà il rendimento professionale della vittima, ma anche la sua vita personale.

Di seguito sono riportati alcuni dei segni e dei sintomi del sovrappensiero. Alcuni segni sono generici ed è facile trascurarli. Tuttavia, alcuni di questi sono segni inequivocabili

che si potrebbe soffrire del problema del sovrappensiero e si
potrebbe aver bisogno di aiuto.

Ricordate, il sovrappensiero è un problema ma non senza
soluzione.

Segni e sintomi del sovrappensiero

Incerto su ogni decisione

Questo è un altro grande segno di chi pensa troppo.
Semplicemente non possono sentirsi sicuri di qualsiasi decisione
che prendono. Che si tratti di un semplice acquisto di un articolo
in un negozio o di una grande decisione di vita. Continuano ad
avere ripensamenti.

Gli iperpensanti passano un sacco di tempo a cercare queste
cose, ma quando hanno preso la decisione, cominciano ad avere
dubbi e ripensamenti, e questo rende la loro vita miserabile.

Incorreggibile abitudine di rivivere momenti imbarazzanti nella testa

Questo è un segno inequivocabile di sovrappensiero.

- Chi pensa troppo trova difficile lasciare andare le cose, specialmente quelle in cui è successo qualcosa di brutto o dannoso

- Continuano a far scorrere pensieri negativi nella loro testa

- Sono sempre occupati a cercare di capire dove queste cose potrebbero condurli

Cercano di indovinare il tipo di danno che causerebbe nelle loro vite. Continuano a rivivere quei momenti e si sentono sempre più imbarazzati. Diventano più insicuri e spaventati. Mette le loro vite in un loop.

Il chiacchiericcio incessante della mente rende difficile il sonno

La mente non lascia venire il sonno. La mente continua ad esagerare le conseguenze degli eventi passati e l'impatto che queste cose potrebbero avere sul futuro. La mente è in un costante gioco di ruolo e diventa il padrone dominante.

Sanno che dormire può alleviare la difficoltà, ma in quel momento il sonno è la cosa più difficile da trovare.

Analizzare troppo gli scenari ipotetici

Una mente sovrappensiero continua ad analizzare diversi scenari ipotetici. Anche i pensieri positivi portano a risultati negativi. Per esempio, la mente continua a chiedersi cosa sarebbe successo se avessero detto/fatto qualcosa di positivo in quel momento e quale grande perdita sarebbe stata. Il rimpianto o il rimorso è schiacciante.

Questa analisi eccessiva di scenari ipotetici può avere un effetto paralizzante, poiché impedisce l'azione.

Iniziare a notare il cambiamento di tono

Gli overthinkers iniziano anche a prestare molta attenzione al cambiamento di tono delle persone con cui parlano. Anche se c'è un leggero cambiamento nel tono o nel comportamento, tendono ad associarlo a qualcosa che hanno detto o fatto in passato. C'è tutta la possibilità che il cambiamento possa essere dovuto a cose successe anche nella vita personale di chi parla, e anche gli overthinkers se ne rendono conto, ma semplicemente non riescono a scrollarsi di dosso la paura.

Difficoltà a formare legami sociali stabili a causa delle insicurezze

L'insicurezza perenne è un altro grande problema nella vita di chi pensa troppo. Questo li porta a mettere in discussione quasi tutto ripetutamente, e non funziona bene per le relazioni. Non sono mai sicuri della mente delle persone che amano, e questo li rende dubbiosi. A nessuno piace essere costretto a dimostrare il proprio amore di tanto in tanto.

Vivere nella mente

Chi pensa troppo non è mai in grado di godersi il momento presente perché tende a vivere nella sua mente. Questa abitudine continua a costringerli a rimanere nella paura costante. Non sono mai in grado di sentire pienamente la gioia del momento. Il bagaglio di eventi passati tiene la loro mente occupata. Non sono mai in grado di sentire pienamente la gioia del momento.

Preoccuparsi di cose su cui non hanno controllo

La mente di un sovrapensiero è sempre occupata dalla coscienza di cose sulle quali non ha alcun controllo. Se c'è la possibilità che qualcosa gli sfugga di mano in futuro, la sua mente rimarrebbe per sempre occupata da questo pensiero. Non li lascerebbe riposare o dormire. Anche la migliore delle notizie non avrà

alcun significato o gioia per loro, perché continueranno a
preoccuparsi delle cose che non possono controllare.

Incapacità di accettare la zona grigia

Un cervello sovrappensiero ama mettere le cose in bianco e nero
e fare più chiarezza possibile. Non c'è spazio per la zona grigia.
La vita non è mai così dritta come il bianco e il nero, e può
essere davvero difficile classificare tutto in categorie così chiare
e questo diventa anche una grande causa di problemi.

Paura costante

La paura costante delle cose è una caratteristica permanente
nella vita di un sovrappensiero. Una tale persona avrebbe
sempre la paura che le cose vadano male o che le persone gli si
rivoltino contro. Questa paura può rendere la gioia e la fiducia
merce rara nella vita.

Dolori muscolari e articolari

Il sovrappensiero ha anche dei sintomi fisici, che si manifestano
sotto forma di dolori muscolari e articolari. Non c'è una ragione

fisica per questo dolore, ma è semplicemente il risultato di uno stress eccessivo.

Mal di testa

Paura, insicurezze e preoccupazioni rendono il mal di testa una caratteristica comune nella vita di chi pensa troppo. Lo stress diventa una parte della loro vita e trovano semplicemente difficile godersi la vita in modo spensierato.

Fatica

La stanchezza inspiegabile è un altro segno comune del sovrappensiero. La mente di un pensatore eccessivo è così sovraccarica che ha sempre voglia di rilassarsi. La fatica è solo un altro modo per il corpo di esprimere il suo desiderio di trovare sollievo.

Capitolo 2: Cause del sovrappensiero

Sappiamo che il sovrappensiero è un problema. Chiunque ci sia passato sa che è una vera tortura mentale. Il più grande problema del sovrappensiero è che prolunga l'agonia. Ti fa sentire nel presente quel dolore che potrebbe o non potrebbe arrivare in futuro. Crei letteralmente i problemi per te stesso, che in realtà non ci sono.

Significa che è un difetto della mente?

No, la causa principale del sovrappensiero è la nostra disperazione di avere il controllo. Ad alcune persone piace molto avere il controllo. Vogliono che le cose vadano sempre come previsto. Non amano le sorprese. Questo è il motivo per cui vogliono esplorare tutte le possibilità prima di trovarsi faccia a faccia con esse.

La mente umana è complessa. Diciamo per caso che la nostra mente non funziona bene, o non funziona secondo i nostri comandi; in realtà non la capiamo.

La mente svolge diverse funzioni cruciali e ogni funzione ha un impatto sui nostri modelli di pensiero. Il nostro intelletto, l'equilibrio emotivo, i ricordi consci e subconsci, il bagaglio del passato e altre cose simili hanno una profonda influenza sul nostro modo di pensare.

Ci sono diverse cose a cui non diamo grande importanza, ma sarete sorpresi di sapere che anche le cose che potete aver visto da bambini e dimenticato possono avere un profondo impatto sul vostro pensiero. Possono diventare una causa di sovrappensiero.

- *Qualsiasi cosa che hai visto mentre camminavi verso il tuo ufficio può farti pensare troppo*
- *La risposta fredda del tuo capo dopo una presentazione può farti pensare troppo*
- *Un semplice cenno del vostro collega mentre vi aspettavate una lunga risposta può farvi pensare troppo*
- *Anche un abbraccio relativamente leggero da parte del vostro partner può farvi pensare troppo*

Ci possono essere centinaia di fattori scatenanti il sovrappensiero. Ogni individuo può avere specifici fattori scatenanti. È importante identificare le cose che possono innescare il sovrappensiero e affrontarle.

Il più delle volte, le cose che causano il sovrappensiero non sono grandi. Possono essere piccoli e semplici eventi, ma la nostra mente inizia a gonfiarli a dismisura. Anche le nostre paure, fobie, apprensioni e indecisioni possono avere un ruolo importante

Alcune cause importanti del sovrappensiero sono:

Il disordine nella mente

Una mente disordinata è uno dei motivi principali per cui si pensa troppo. Quando la mente è piena di troppe cose inutili e ci pensa contemporaneamente, è facile confondere le cose. In queste situazioni, il sovrappensiero è naturale.

Si ha sempre paura di perdere qualcosa. Non c'è la possibilità di stabilire delle priorità. Allora si teme che si possa perdere qualcosa di essenziale e questo semina il seme della paura.

Una mente disordinata è anche piena di informazioni che potrebbero non essere rilevanti, ma cercherebbe sempre di mettervi in relazione con quelle cose, e questo porta anche a pensare troppo. Cominci a perdere il contesto e continui a prendere i riferimenti.

Il problema della scelta

Viviamo nell'epoca delle scelte abbondanti. Per ogni cosa si trovano alternative più che sufficienti e certamente più che necessarie, e questo ci costringe continuamente a fare delle scelte. Dalla scelta della camicia giusta la mattina da indossare in ufficio alla scelta del menù per il pranzo, ci sono diverse scelte importanti e inutili che facciamo.

Alcune persone non sono brave in questo. Di solito hanno bisogno di molto tempo per raggiungere un giudizio finale anche su piccole cose. Quando queste persone sono costrette a fare delle scelte molto spesso, portano a pensare troppo.

Quando prendiamo una decisione cruciale, ci viene da pensare troppo, e questo è naturale. Tuttavia, è importante raggiungere una decisione finale e attenersi ad essa. Alcune persone lo trovano difficile e continuano a mettere in discussione la loro decisione. Rimangono intrappolati nel circolo vizioso del sovrappensiero.

Procrastinazione

L'inazione è un'altra grande causa del sovrappensiero. Quando continuate a rimandare il lavoro per il futuro, la paura comincia a insinuarsi nella vostra mente. Continua a ricordarvi che potrebbe non essere possibile completarlo in tempo. La vostra mente comincia a tirare fuori tutte le possibilità che potrebbero sorgere nel caso in cui non riusciate a finire il lavoro in tempo. Questo è il luogo di nascita del sovrappensiero.

Una volta che si dà il controllo dei pensieri alle possibilità, non c'è modo di smettere di pensare troppo. Questo problema può essere stroncato sul nascere se si riesce a smettere di pensare troppo e a finire i compiti assegnati in tempo.

Troppi social media

I nostri pensieri si basano sulle nostre esperienze. Queste esperienze provengono da ciò che ci circonda e specialmente dagli stimoli visivi. I social media giocano un ruolo molto grande in questo, poiché influenzano molto il nostro processo di pensiero. Più abbondantemente ci nutriamo di essi, più grave sarà l'impatto sul nostro processo di pensiero. Qualunque cosa ci sia sui social media non è per voi. Se non siete selettivi riguardo alle cose a cui prestate attenzione, può essere molto difficile trovare un posto nella vostra mente per qualsiasi altra cosa.

Quando le persone non esercitano discrezione sull'assunzione dai social media, diventano vittime del sovrappensiero. Può renderti poco sicuro di te, insicuro, infelice e sfortunato. Si sa che tutto ciò che è presente sui social media non è senza filtri, ma la mente non lascerebbe che questo si frapponga alla propagazione delle insicurezze.

Aspettative

Le aspettative elevate possono anche diventare una causa di sovrappensiero. Sia che le aspettative vengano da voi o da voi, vi faranno pensare alle probabilità, e questa strada porta sicuramente al sovrappensiero.

Le aspettative dovrebbero essere minime, e la consegna dovrebbe essere massima, e questo è l'unico modo per rimanere felici e contenti nella vita.

Troppe aspettative possono caricarvi di risultati che non sono mai nelle vostre mani. Vi troverete costretti a controllare o gestire in qualche modo il risultato, e questo vi mette in una situazione precaria. Cercare di controllare la fine è sempre una cattiva idea. È sempre nelle nostre mani mettere lo sforzo, ma il risultato dipende anche da diversi altri fattori. Non è una buona idea porre troppe condizioni.

Eccessiva importanza di sé

Diamo troppa importanza a noi stessi. Ci identifichiamo con così tante cose nella nostra vita che qualsiasi cambiamento comincia a sembrare un'interferenza nel nostro piano, e questo porta a pensare troppo.

Anche un semplice cambiamento può lasciarci perplessi e molto disturbati. Può dare il via ad una nuova catena di pensiero.

Questa catena di pensiero continuerà a condurre da un punto all'altro, ed è molto difficile da spezzare. Non c'è bisogno di farlo.

Nel grande schema delle cose, abbiamo un ruolo molto piccolo da giocare. Se cominciamo a darci troppa importanza, potremmo identificarci con cose sbagliate che non sono necessarie.

Se si vuole smettere di pensare troppo, bisogna smettere di costruire alti castelli di ego. Fate semplicemente il compito che vi è stato assegnato e smettete di preoccuparvi della strada dove potrebbe portare. Se fate il vostro lavoro correttamente senza preoccuparvi del risultato, sarete in grado di porre fine al ciclo del sovrappensiero.

Relazioni

Le relazioni sono i fili che ci tengono a terra. Ci legano tra loro e ci forniscono il sostegno necessario. Tuttavia, sono simbiotiche. Non possono prosperare con lo sforzo di un solo partner. Né possono sopportare il carico di grandi aspettative.

Quando un partner inizia a riconoscere eccessivamente il suo sforzo e non riesce a vedere lo sforzo dell'altro partner, si aprono delle fessure che portano a pensare troppo. Si comincia a cercare le ragioni di tutte le azioni e inazioni. Si comincia a cercare di scavare significati dalle azioni quando non è nemmeno necessario. Questo può essere molto stressante e porta a pensare troppo.

Le relazioni hanno bisogno di essere alimentate. Dovete mettere la vostra parte di sforzo e continuare a farlo senza ulteriori aspettative. Nel momento in cui si comincia ad aspettare la parte dell'altro partner, questo porterà a dei pensieri e poi ad altri pensieri. Questo porta la mente a trarre conclusioni da tutte le azioni e anche dalle inazioni. Non sarà un viaggio piacevole e non va affatto bene per il vostro processo di pensiero perché inizierà a calcolare tutti i risultati negativi.

Il bagaglio del passato

Il nostro passato ha un profondo impatto sul nostro processo di pensiero. Il nostro intelletto non può funzionare senza ricordi. I ricordi sono riferimenti del passato, e quindi se nel passato, un'azione ha avuto un esito negativo, può influenzare il nostro processo di pensiero presente. Diventiamo giudicanti. Cominciamo a guardare le cose con pregiudizio. Abbiamo forti barriere nella nostra mente che possono disturbare il nostro modo di pensare.

Il bagaglio del passato può essere un pesante fardello sul nostro presente. Può spingerci all'inazione, in quanto potremmo iniziare a prevedere il risultato senza nemmeno muovere un muscolo.

Questo è un motivo, vivere nel passato può essere pericoloso per il presente. Se qualcosa nel passato ha portato a risultati negativi, dovete usarlo come un'opportunità di apprendimento per trovare il difetto nei modi di esecuzione. Spingere tutta l'azione ad un arresto stridente può essere pericoloso.

La maggior parte delle persone pensano che in questo modo possono evitare i risultati sbagliati. Tuttavia, anche questo non accade. Puoi impedire a te stesso di agire, ma non puoi fermare la tua mente. Continuerà a pensare a quella cosa, sia che tu faccia qualcosa o no. Porterà al sovrappensiero e vi terrà concentrati proprio su quella cosa che volete evitare.

La migliore via d'uscita è guardare ogni cosa in base ai suoi meriti attuali. Non giudicare sulla base del passato.

Bassa fiducia in se stessi

La nostra mancanza di fiducia in noi stessi può portare a pensare troppo. Possiamo iniziare a dubitare di tutto perché non abbiamo fiducia nelle nostre capacità. In questo caso, cominciamo a dipendere molto dalla fortuna, dalle forze esterne e dai fallimenti degli altri. Tutte queste cose sono al di là del nostro controllo, e quindi non abbiamo altra scelta che continuare a speculare. Questo dà un grande foraggio alla nostra mente, che si lascia andare.

Insufficienti opportunità per le deviazioni

Cose che sfuggono al nostro controllo o che non sono di nostro gradimento continuano ad accadere in continuazione. Se siete appena stati rimproverati dal capo e non avete trovato qualcosa di più coinvolgente da fare dopo, la mente avrà un terreno fertile su cui pascolare. Continuerà a pensare ai possibili risultati di questo sfogo. Estrapolerà possibilità che non sono lontane dalla verità, ma non farete fatica a crederci perché siete attaccati all'idea di essere stati appena rimproverati.

Pensa ai bambini. Vengono sempre rimproverati dai loro genitori. Presto vanno a giocare, e la loro mente si concentra totalmente sul gioco. Questo gli dà una tregua dal pensiero, e sfuggono a questo circolo vizioso di pensare troppo a un passaggio. Immaginate un bambino che è seduto da solo in una stanza dopo aver ricevuto un rimprovero. Pensate che sarebbe facile per quel bambino scrollarsi di dosso il rimprovero?

Sta a voi diventare quel bambino giocoso che può scuotere gli schemi di pensiero negativi o il bambino imbronciato che continuerà a stare seduto in un angolo a rimuginare sull'evento rimuginante. L'impegno intenso è un modo per evitare di cadere nella trappola del pensiero eccessivo.

Stress cronico

Lo stress cronico nella vita rende anche una persona suscettibile di cadere nella trappola del sovrappensiero. Una mente afflitta da uno stress cronico è già piena di troppi problemi da gestire, e fornisce il foraggio per riflettere inutilmente sulle cause e sugli effetti. Queste persone iniziano ad essere ossessionate dai problemi e continuano a pianificare modi per eliminarli in futuro. Raramente cercano di affrontare i problemi, ma cercano sempre di evitarli. Questo dà luogo a un infinito treno di pensieri.

Tendenze negative

La negatività genera negatività. Succede solo in matematica che due negativi fanno un positivo. Nella vita reale, più mangime negativo alimenterai la tua mente, maggiore sarà la negatività nei tuoi pensieri. Soffermarsi sul male non vi lascerà mai riposati.

Se una persona è piena di pensieri negativi sugli altri, le paure degli stessi su se stessi invariabilmente oscureranno la mente e porteranno a pensare troppo. Si dovrà raccogliere ciò che si semina.

Trauma

Le cose cattive avvengono nella vita di ogni individuo. Tutti abbiamo una definizione di male. Ciò che è veramente brutto per qualcuno può essere solo un inconveniente per qualcun altro. Tuttavia, questo non rende il male di una persona meno dell'altra.

Il vero problema inizia quando una persona inizia a leonizzare le sue cattive esperienze del passato e inizia a vivere in un bozzolo. Questo bozzolo può sembrare fornire protezione, ma è fragile e poroso. Non impedisce alle insicurezze di penetrare il guscio protettivo. Le paure possono continuare a traumatizzare la vittima. Tengono sempre la vittima in uno stato di massima allerta. Fanno sì che la vittima pensi continuamente alle cose brutte.

Più a lungo resisti ad affrontare le tue paure, più forti diventeranno. Continueranno a pesarvi. Non si può sfuggire a questa esperienza se non ci si fa forza e la si affronta una volta per tutte. La paura di affrontare il trauma del passato porterà solo a pensarci troppo.

Iniziereste a pianificare diversi passi in avanti per evitare queste cose nella loro totalità. Tuttavia, non potete avere un controllo attivo sui risultati di ogni singola azione che eseguite. Ogni volta che un qualsiasi risultato è al di fuori della vostra struttura pianificata, vi porterà ad una pianificazione dettagliata in anticipo. Non lasciate spazio alle improvvisazioni. Questo può essere dannoso per voi nel complesso.

Il sovrappensiero può essere innescato da molte cose, e queste sono solo alcune delle cose che portano al sovrappensiero. La maggior parte delle persone inizia a incolpare la propria mente per aver pensato eccessivamente alle cose o per essere rimasta impegnata in un particolare pensiero per troppo tempo. Vogliono semplicemente che la loro mente smetta di pensare.

Questo è un grosso problema.

La vostra mente non è la fonte del problema. La mente lavorerà sempre sul foraggio che le fornite. Puoi scegliere di tenerla impegnata in modo produttivo o offrirle opportunità di autodistruzione, ma non puoi portarla a un punto morto. La capacità di avere continuamente pensieri è qualcosa che la mente ha sviluppato in migliaia di anni di evoluzione. È lo stesso in te che in un uomo pacifico. Il problema non è la mente, ma il modo in cui la stiamo usando e il foraggio che stiamo fornendo alla mente.

Se volete che la vostra mente sia in pace, la prima cosa che dovete osservare è il tipo di informazioni che entrano. Quando la tua mente riceve informazioni senza filtri, ci sono tutte le possibilità di avere la diarrea mentale.

Capitolo 3: Sovraccarico di informazioni - una minaccia latente

Le minacce più pericolose sono quelle che non si vedono

L'informazione è un privilegio. Prima del 15°th secolo, l'informazione viaggiava ad un ritmo molto lento. In questo periodo fu inventata la stampa e la gente ebbe un nuovo mezzo per ottenere informazioni. Era ancora molto lento e di portata limitata, ma era un passo lento e costante nella giusta direzione dell'educazione e della consapevolezza.

5 secoli dopo, oggi viviamo nell'era di internet. Oggi i dati possono viaggiare ancora più velocemente della velocità della luce. Può penetrare nei luoghi più lontani. Tuttavia, nella ricerca di renderlo sempre più accessibile, è ora molto liberamente disponibile e quindi ha iniziato a diventare un problema per le nostre menti.

Viviamo in un'epoca in cui qualsiasi cosa grande che accade in qualsiasi parte del mondo può raggiungerci istantaneamente ovunque ci troviamo, indipendentemente dalla nostra condizione o preparazione per coglierla, e questo si è trasformato in un problema.

I modi in cui il sovraccarico di informazioni sta influenzando le nostre menti

L'informazione è potere. Tuttavia, cosa fate con un potere illimitato per il quale non avete alcun uso o applicazione? Anche quel potere rimane con te e occupa spazio. Tutti i tipi di informazioni occupano spazio nella nostra mente e continuano ad essere registrate nella nostra memoria. Le informazioni che non possiamo usare rimangono memorizzate come disordine, e anche questo disordine mantiene la mente impegnata.

Caso 1

Si riceve la tragica notizia dell'esplosione di una bomba in qualche angolo remoto del mondo. La reazione più umana a questa notizia è il rimorso. Non puoi farci niente, ma come essere umano, ti dispiacerà. Questo è naturale e genuino.

Il problema è che non si fermerebbe qui.

Quelle informazioni continueranno a tornare a voi in varie forme da varie fonti di informazione. Noi le chiamiamo piattaforme di social media. Non si limiteranno a informarvi, ma cercheranno di coinvolgervi. Cercheranno di invocare un'emozione più profonda da parte vostra. Ogni campagna avrà un motivo diverso. Potreste non avere nulla a che fare con loro, ma non potete smettere di esserne colpiti.

Quel singolo incidente dell'esplosione di una bomba si ripercuoterà su di voi da diverse fonti e inizierà a influenzare la vostra psiche. Può spingervi a pensare che il mondo sia diventato improvvisamente molto insicuro. Non sono le informazioni che vi arrivano ora, ma le opinioni delle varie fonti che vogliono dimostrare i loro punti.

Questa informazione può diventare abbastanza potente da spingerti a pensare che il mondo sia diventato così insicuro e violento.

Ricordate, stiamo ancora parlando dell'esplosione della stessa bomba. Ma, a questo punto, potreste averne sentito parlare decine di volte da decine di fonti diverse.

Non sei l'unico a cui vengono date queste notizie. Anche la tua cerchia di amici viene nutrita con le stesse notizie. Questo può anche diventare un argomento di conversazione al tavolo del bar mentre bevete qualche drink con i vostri amici. Ora, immagina di sentire le stesse cose dalla bocca delle persone che conosci. Avrà un impatto molto più profondo sul tuo cervello. Comincerà ad essere registrato nelle parti più profonde del tuo cervello.

Quando ci si sente insicuri, è un bene per il mercato. Una persona insicura è più propensa a spendere perché il futuro non sembra mai un'idea molto sicura. Lo shopping aiuta anche ad alleviare lo stress. Fornisce anche il necessario diversivo a molti, e il mercato lo sa. Si diventa invariabilmente un prodotto.

Caso 2

Ricevi una notifica di una piattaforma di social media su un amico in vacanza. È una foto bella e simpatica. Si potrebbe mettere un like o spegnere lo schermo del telefono, e questo finirebbe. Ma, più del 90% delle persone non sono in grado di resistere alla tentazione di guardare oltre.

Vuoi mettere via il telefono e tornare a quello che stavi facendo all'inizio. Tuttavia, le possibilità che questo accada sono diminuite considerevolmente ora. Da una foto all'altra e poi ad altri riferimenti, i social media hanno il potere di trasportarvi in un altro mondo. Vi promette uno sguardo più da vicino nella vita degli altri per poi riflettere sull'inutilità della vostra.

Solo pochi minuti fa, eravate seduti soddisfatti impegnati a fare qualcosa di utile. Il prossimo pensiero che vi viene in mente è la quantità di tempo che è passato per voi da quando avete fatto una tale vacanza. La vostra mente inizia a fare i calcoli dei costi e cerca di trovare la fattibilità del piano. Poi penserebbe anche alla gioia, alla felicità e alla contentezza nella vita degli altri e ti ricorderebbe il vuoto che devi sentire. Ricorda, non è importante che tu l'abbia mai provato prima o no. Questa è l'epoca dell'analisi comparativa.

Un semplice post può indurti a pianificare il tuo viaggio e ti farà sentire le cose che mancano nella tua vita. Non è importante che ne abbiate avuto bisogno in origine o meno.

Questo è il tipo di danno che l'eccesso di informazioni può fare nella vostra vita.

In entrambi i casi, vedrete che l'indisponibilità dell'informazione non avrebbe fatto alcuna differenza nella vostra vita. Anche l'ingresso controllato di informazioni non avrebbe avuto molta importanza. Ma, se si ottiene un eccesso incontrollato senza l'uso e l'addestramento per gestire quell'informazione, essa può portare scompiglio, disturbo e disillusione nella vostra vita.

I social media sono diventati molto potenti. Sta diventando sempre più tecnologicamente avanzato. I commercianti si stanno attrezzando con gli strumenti per giudicare il vostro umore, i vostri gusti e le vostre azioni. Ogni informazione che incontrate avrà un impatto sulla vostra mente. Non potete evitarlo. Più informazioni ricevi, più foraggio fornirai alla tua mente. Questo può dare il via a un processo di pettegolezzi inutili, poiché ciò che inizia come un innocente ponderare i pensieri può trasformarsi in un pensiero eccessivo. Avrà gli elementi vincolanti di paure, insicurezze, aspirazioni e apprensioni.

Al giorno d'oggi, consideratevi un partecipante ad un buffet molto grande. Ci possono essere centinaia di cose da mangiare. Si paga una volta per l'ingresso. Questo ti dà diritto a mangiare tutto quello che puoi e tutte le cose che vuoi.

Avete già pagato, e quindi nessuno può mettere in dubbio che assaggiate un po' di tutto. Ma il tuo sistema digestivo non sarà sicuramente contento. Si confonderà con tutte le grandi varietà di alimenti a vostra disposizione. Non c'è modo di conoscere le cose che possono essere allergiche per te. Quindi, corri anche il rischio di avere reazioni allergiche e infezioni.

La migliore via d'uscita è nutrirsi di cose limitate che fanno bene alla salute e all'intestino. L'avidità di ottenere sempre di più vi farà solo finire in guai più seri. Questa è la lezione che dobbiamo ricordare mentre siamo sulle piattaforme dei social media.

Più ci nutriamo di informazioni non richieste, più alta è la possibilità che la mente si metta sul binario del sovrappensiero. La maggior parte delle nostre paure e risentimenti derivano dai paragoni che facciamo con gli altri. Ci preoccupiamo meno di quello che abbiamo fatto con la nostra vita e più di dove sono arrivati gli altri. Non riusciamo a capire che vediamo solo le cose che ci vengono proiettate usando diversi filtri. Anche loro potrebbero essere alle prese con problemi ancora più gravi nelle loro rispettive vite. Tuttavia, la mente può facilmente mettere da parte tutto questo e farvi pensare di continuo ai vostri fallimenti.

Il sovraccarico di informazioni sta accadendo da tutti gli angoli. Tuttavia, ho portato qui le piattaforme dei social media perché hanno un impatto diretto e profondo sulle nostre vite. Anche le informazioni che riceviamo dai canali televisivi, giornali e riviste ci influenzano, ma la maggior parte di noi è in grado di recuperare facilmente. La sbornia delle informazioni ricevute dalle piattaforme dei social media è duratura e grave.

Oggi, un americano medio gestisce almeno 5 volte più informazioni di quelle gestite nel 1986. Tutte le fonti hanno stimato che circa 30 exabyte di informazioni esistevano fino alla fine del 20th secolo o meno di due decenni fa. Abbiamo creato più di 300 exabyte di informazioni nell'ultimo decennio. Circa 500 ore di video vengono caricate su YouTube ogni minuto. Questo significa che in un'ora, più di 30.000 ore di video vengono caricate sul sito web. Questo è solo un sito di streaming video. C'è un numero incalcolabile di siti web di questo tipo che vi servono contenuti. La maggior parte del contenuto presente su questi siti web può essere divertente o informativo, ma non può essere rilevante per il vostro campo di interesse. Dare a tutte queste informazioni spazio di archiviazione nella vostra mente sta semplicemente andando a creare più disordine.

Superare il sovraccarico di informazioni non è un compito facile nell'era di internet. Le informazioni vengono spruzzate su di voi da tutte le direzioni. Diventi un recettore di informazioni, che ti piaccia o no, la maggior parte delle volte. Tuttavia, è ancora nel tuo controllo scegliere se tenere tutte quelle informazioni o no.

Modi per superare il sovraccarico di informazioni

Limitare le distrazioni

Il numero di fonti da cui possiamo ottenere informazioni può essere illimitato in questi giorni. Persino le strade hanno schermi più grandi delle case che mostrano ogni tipo di informazione. Per lo più non si può controllare il tipo di notizie che passano in televisione. Né si può controllare lo sproloquio dei radiocronisti che si ascoltano mentre si guida. Tuttavia, puoi ancora controllare molte informazioni che ti vengono consegnate personalmente.

I nostri computer e smartphone possono essere il deposito di informazioni non richieste. Gli smartphone possono avere una moltitudine di applicazioni che possono vantarsi di connetterti a tutto l'universo.

La domanda importante da fare qui è: lo desideri davvero?

Sbarazzatevi delle applicazioni dei social media e di altre piattaforme simili che non aggiungono valore alla vostra vita. Questi sono gli strumenti che vi privano del vostro tempo personale. Non permettono nemmeno un minuto di tempo per me, perché siete sempre ansiosi di controllare lo stato degli altri.

Minore è il numero di tali applicazioni, minore è il sovraccarico di informazioni nella vostra vita.

Inoltre, separare gli account di posta elettronica per il lavoro importante dal lavoro vario. Non importa quanto duramente si cerchi di categorizzare le campagne email di marketing nella vostra casella di posta, esse trovano il modo di intrufolarsi nella vostra casella di posta principale per ingombrare la vostra mente.

Ridurre al minimo la fatica della decisione

L'affaticamento decisionale è diventato un vero problema di quest'epoca. C'è stato un tempo in cui anche i grandi magazzini avevano un inventario limitato e si potevano trovare facilmente le cose che si stavano cercando. Fare shopping era facile, e il problema principale era il denaro per comprare le cose necessarie. Il denaro è ancora un problema per molti, ma oltre a questo, cosa comprare con il denaro disponibile è emerso come un problema più grande.

Secondo marketwatch.com, i negozi di alimentari medi negli Stati Uniti avevano circa 7000 prodotti nel loro inventario, anche negli anni 1990. Ora il numero di articoli in inventario è aumentato a 40000-50000. Questo significa che ora devi scegliere tra migliaia di nuovi prodotti. Prima di poter scegliere le cose che ti servono, potresti doverne rifiutare o ignorare altre decine.

Molte persone non sanno che anche il semplice compito di scegliere la camicia da indossare al mattino richiede una notevole quantità di decisioni. Lo stesso vale per la scelta degli oggetti per il pranzo o la cena, e queste sono le cose che davvero non contano per voi. Pensate all'impatto che le cose che contano avrebbero sulla vostra vita. Potreste passare ore e ore a pensare a queste cose e continuereste a fare piani inconsciamente. Questo è il trampolino di lancio verso il pozzo del sovrappensiero.

Gli iperpensanti possono passare innumerevoli quantità di tempo cercando di capire le cose giuste da comprare. Anche dopo aver fatto l'acquisto, possono continuare ad avere ripensamenti. Questo continua a succedere loro di volta in volta in quasi tutto ciò che richiede un processo decisionale.

Quando si è costretti a prendere decisioni dalla mattina alla sera in ogni cosa della propria vita, la mente non è mai fresca per prendere decisioni importanti. Questo è un motivo per cui la maggior parte delle persone di successo cerca di mantenersi libera da tali vincoli. Vi siete mai chiesti perché Mark Zuckerberg, il CEO di Facebook, indossa la stessa maglietta ogni giorno o perché anche il presidente degli Stati Uniti appare ogni giorno con lo stesso vestito?

Questi sono i leader a cui è stata affidata la responsabilità di prendere decisioni importanti nella loro vita. Ma anche le decisioni più piccole influenzano la loro vita in modo simile. Per evitare di essere prosciugati dalla fatica delle decisioni, hanno fatto la saggia scelta di evitare la fatica delle decisioni nella vita.

Hanno rimosso la necessità di prendere decisioni nelle aree che non richiedono molta attenzione. Questo è un modo migliore per evitare l'affaticamento decisionale nella vita e ridurre il sovraccarico di informazioni nella mente.

Concediti una pausa

È importante che tu continui a fare pause frequenti durante la tua giornata di lavoro. Qualche minuto di pausa per riavviare dopo un'ora di lavoro non è una cattiva idea. Non fare nulla durante questo tempo. Non parlare con i tuoi colleghi o fare altro. Fate semplicemente qualche respiro profondo e date alla vostra mente qualche minuto di pausa. Puoi anche fare dei piccoli sonnellini durante queste pause. Se vuoi, cammina un po' per dare alle tue libbre un po' di stretching.

Lo scopo di questa pausa dovrebbe essere quello di dare alla vostra mente una piccola pausa dal processo corrente di pensiero intensivo. Se pensate che indebolirà la vostra concentrazione, allora vi sbagliate; infatti, queste pause possono rendere la vostra concentrazione e chiarezza ancora migliori. Queste pause aiuteranno anche la vostra mente ad abituarsi a diversioni attive quando necessario.

Abbassare il peso sulla mente

Nella nostra vita quotidiana ci imbattiamo in diverse informazioni che possono sembrare importanti. La maggior parte delle volte, continuiamo a rimuginare su queste idee in modo subconscio. Prestiamo poca attenzione a queste idee; tuttavia, questo non significa che queste cose non influenzino l'elaborazione della vostra mente. Una sezione del vostro cervello conserva quelle idee e continua a lavorarci in background. Tutto questo accade perché non avete sollevato la vostra mente dal peso di quelle cose.

Il modo migliore per affrontare questo problema è prendere nota di queste cose quando vi vengono in mente. Se non avete intenzione di usarle nel prossimo futuro, è inutile tenere la vostra mente occupata con esse. Questo semplice atto vi aiuterà ad abbassare il peso delle nuove informazioni sulla vostra mente.

Se c'è qualche informazione che ti è piaciuta e che potresti voler utilizzare in futuro, scrivila semplicemente su un taccuino o fai una nota sul tuo smartphone o registrati in qualche altro posto che ti piace. Non lasciate che rimanga semplicemente nella vostra mente come un'idea strana. È un ottimo modo per mantenere il vostro cervello libero di fare i suoi compiti regolari.

Non fare multitasking

Un altro grande problema di quest'epoca è la moda di essere orgogliosi di essere un multi-tasker. Una persona può avere una personalità dinamica e conoscenze diverse, e questo sarebbe un vantaggio. Ma una persona che può fare diverse cose allo stesso tempo non può fare nulla di buono con dedizione.

Le persone che sono multitasking di solito stanno facendo troppe cose senza importanza allo stesso tempo. La loro concentrazione è rotta e la loro mente è occupata da diverse cose allo stesso tempo. Questo significa che stanno usando la mente al massimo delle sue capacità. Questo potrebbe essere utile in situazioni stressanti in cui è una questione di sopravvivenza, ma esercitare così tanta pressione sulla mente anche in circostanze normali porterebbe solo ad un sovraccarico e non è benefico in alcun modo.

È vero che la nostra mente è capace di fare cose magnifiche. È potente e lavora costantemente. In media, la nostra mente può avere circa 50.000 pensieri e svolgere diverse funzioni allo stesso tempo. Ma, quando le persone considerano queste cifre, non tengono conto del numero di attività che la nostra mente svolge in background. Ha anche la responsabilità di far funzionare il complesso macchinario chiamato il nostro corpo. La maggior parte delle funzioni del corpo sono anche controllate dalla mente. Si occupa anche di tutti i ricordi, sia quelli coscienti che quelli subconsci. Quando tassate troppo la vostra mente, state inconsapevolmente mettendo troppa pressione su di essa.

Sovraccaricare la mente non è una buona pratica, e dovrebbe essere evitata per quanto possibile.

Il sovraccarico di informazioni è una minaccia latente per la mente. La quantità di pressione che esercita sulla vostra memoria cosciente non è niente in confronto all'impatto che ha su quella subconscia. Gli stessi pensieri possono continuare a circolare nella vostra mente anche quando non ci pensate. Il modo migliore per affrontare il problema è abbassare il sovraccarico di informazioni sulla mente e mantenerla il più rilassata possibile.

Una volta che mettete la vostra mente nella pratica di impegnarsi in più compiti allo stesso tempo, troverete davvero difficile concentrarsi su un singolo compito quando necessario. La vostra mente continuerebbe a vagare qua e là, e questo può essere un'esperienza molto frustrante.

Capitolo 4: Effetti negativi del sovrappensiero

Pensare troppo può essere davvero stressante non solo per la tua mente ma anche per il tuo corpo. La mente è l'unità di controllo del corpo, e se essa sente la pressione, tutto il corpo non può evitare di arrovellarsi sotto la pressione.

Il sovrappensiero ha un profondo impatto sul tuo corpo, sulla tua mente e sulle tue emozioni. Non solo ti colpisce mentalmente ed emotivamente, ma porta anche a un profondo deterioramento cognitivo. Per molto tempo, il sovrappensiero è rimasto un problema ignorato. Nessuno ci ha prestato molta attenzione per molto tempo. Tuttavia, le statistiche ora raccontano una storia molto agghiacciante della misura in cui colpisce le persone in generale. L'Anxiety and Depression Association of American dice che circa 40 milioni di adulti negli Stati Uniti soffrono di disturbi d'ansia. Questa è la malattia mentale più comune negli Stati Uniti. Si tratta di una condizione altamente curabile, eppure solo il 36,9% dei pazienti che ne soffrono vengono effettivamente a farsi curare.

Il disturbo d'ansia è la categoria più ampia, e un certo numero di problemi come il disturbo di panico, il disturbo d'ansia sociale, varie fobie, i disturbi ossessivo-compulsivi, il disturbo post-traumatico da stress e i disturbi depressivi persistenti rientrano in questa condizione.

Il sovrappensiero di per sé non è una malattia, ma può essere un precursore di molte malattie mentali. Se ignorato, il sovrappensiero può diventare un problema molto grande per la vittima, poiché può ostacolare la sua vita normale.

Vivere con un cervello sovrappensiero è come vivere in una zona altamente sismica in un edificio instabile. Avrà sempre un'alta probabilità di crollare, e la paura del crollo non se ne andrà mai.

Può non avere un impatto significativo sul tuo aspetto fisico, ma internamente non potrai mai essere in pace.

Effetti fisici

Drenaggio di energia

Il sovrappensiero può farvi sentire stanchi e letargici. Questo è un segno comune avvertito dalla maggior parte delle persone che lottano con il problema del sovrappensiero. La maggior parte delle persone sperimenta la sensazione di svuotamento di energia e letargia a causa della stanchezza mentale. Pensano che sia semplicemente perché sono stanchi di pensare molto. Tuttavia, è molto più profondo di così.

Quando stai ruminando molto, il tuo cervello passa rapidamente attraverso un sacco di possibilità, e la maggior parte di esse sono cattive. Questa è la natura della mente di guardare agli scenari peggiori. Questo invoca una risposta di stress nel corpo. Il corpo inizia a rilasciare cortisolo, il principale ormone dello stress nel corpo. Questo ormone è molto efficace in molte cose. Può aumentare la pressione sanguigna, far contrarre ed espandere rapidamente i vasi sanguigni. Può farti agitare in un attimo. L'obiettivo di questo ormone è di fornirti l'adrenalina in una frazione di secondo in modo che tu possa sfuggire a qualsiasi scenario di stress. Ma, poiché solo la tua mente sta facendo tutto il lavoro e non il corpo, tutto quell'impeto si deposita semplicemente e poi arriva l'effetto di rilassamento sotto forma di letargia. Potresti aver sperimentato un breve periodo di completa nullità momenti dopo che lo stress estremo è passato, questo è il momento. Questo è il motivo per cui potete iniziare a sentirvi svuotati di energia e letargici a causa del sovrappensiero.

Cambiamento dell'appetito

Il sovrappensiero può portare alla perdita di appetito. Quando c'è troppo cortisolo nel corpo, può segnalare all'ipotalamo nel cervello di concentrare tutta l'energia in un punto, e quindi si può non sentire cose come la fame, la fatica e il sonno. L'ormone della fame grelina viene rilasciato dal corpo periodicamente, e non è regolato dalla quantità di cibo che avete nell'intestino ma dal rilascio ormonale e dal tempo. L'ormone dello stress può anche segnalare al tuo corpo di concentrarsi completamente sulla sopravvivenza e il corpo può anche sopravvivere a lungo sull'energia immagazzinata.

Tuttavia, in caso di stress cronico causato dal sovrappensiero abituale, l'ormone dello stress può anche aumentare molto l'appetito. Ci sono certi cibi di conforto come i dolci o i cibi ad alto contenuto di carboidrati che portano al rilascio di neurotrasmettitori come la dopamina e la serotonina che possono farvi sentire felici e aiutare in caso di basso umore. Potresti voler continuare a ingurgitare queste cose perché comincerebbero a fornirti il sollievo richiesto.

Insonnia

Il sonno è uno stato rilassato del corpo. Per dormire, il tuo corpo deve essere in uno stato completamente rilassato. Lo stress e l'ansia mantengono il tuo corpo eccitato. La tua pressione sanguigna e la frequenza cardiaca rimangono alte, e potresti trovare davvero difficile dormire. A peggiorare le cose, il tuo cervello starebbe ancora pensando troppo a molte cose, rendendo il sonno ancora più difficile.

Un grande problema con i disturbi del sonno causati dal
sovrappensiero è che inizia una catena di causa ed effetto. Prima
non si riesce a dormire a causa dello stress, e poi si ha più stress
perché non si riesce a dormire bene, e il corpo non è abbastanza
riposato. Se il problema del sovrappensiero non viene affrontato
in tempo, può portare a disturbi del sonno e insonnia
abbastanza rapidamente.

Effetti mentali

Routing mentale

Il solco mentale è un loop agonizzante. Si rimane bloccati in una
spirale negativa che semplicemente continua a trascinare la
vittima nella tana del coniglio del pensiero negativo. Tutti i
pensieri che la vittima ha riguardano l'evitare esiti negativi, ma
non portano a nessun tipo di porta positiva. Tutta l'energia va
nell'evitare i problemi mentre i problemi stanno ancora lì in
faccia. Semplicemente arrivare a fine giornata diventa una lotta
per la vittima.

La vittima sceglie semplicemente di vivere in modalità di
negazione costante. Non accettare le circostanze non le cambierà
mai. Renderà solo la vittima più indifesa.

Sembra un fenomeno molto raro, ma sareste sorpresi di sapere che la maggior parte di coloro che pensano troppo sono vittime di questo solco mentale. Non sono in grado di trovare una via d'uscita perché non ci provano nemmeno.

Deterioramento cognitivo

Il deterioramento cognitivo è un altro rischio che la maggior parte dei sovrappensieri affronta. L'eccessivo sovrappensiero colpisce il funzionamento della mente. La mente diventa più insicura e difensiva.

Rischio di malattie mentali

Le malattie mentali sono molto comuni in chi pensa troppo, perché la loro dipendenza dalla loro mente aumenta molto. Tuttavia, nel processo, non permettono alla loro mente di funzionare al massimo delle sue capacità. La mente rimane semplicemente legata a certe insicurezze e comincia a formare il mondo intorno a sé.

Perdita di abilità di risoluzione dei problemi

La perdita della capacità di risolvere i problemi è un altro problema che queste persone affrontano, poiché la loro completa attenzione non è rivolta a risolvere il problema, ma ad evitarlo completamente. Stanno semplicemente cercando di trovare una via di fuga. Tuttavia, puoi scappare da qualsiasi cosa, ma sei le catene che hai creato nella tua mente.

Problemi di memoria

Lo stress eccessivo causato dal sovrappensiero di cose negative può portare a problemi di memoria e problemi emotivi. La vittima inizia ad attribuire emozioni anche a compiti logici, e questo compromette i suoi giudizi. La mente è così concentrata su alcune cose negative che inizia a ignorare qualsiasi altro problema, e questo porta anche a problemi di memoria.

Effetti emotivi

Paura e ansia

L'amigdala è il centro della paura del cervello. È l'area del cervello responsabile dell'evocazione della paura e dell'ansia. Quando si pensa troppo, quest'area diventa dominante nella sua funzione e ci fa sentire timorosi. Potrebbe non esserci alcun motivo reale per temere, ma quando si è timorosi, le azioni diventano più riservate, e quindi la mente sente che è meno probabile che si compiano azioni che potrebbero invocare una risposta aggressiva. Pertanto, l'amigdala continua ad aumentare la risposta di stress e paura nella mente.

Inazione

L'azione porterebbe ad una reazione, e poi la mente dovrebbe di nuovo fare una strategia per una risposta. Nei sovrapensieri, questo sistema funziona ad un livello completamente nuovo. Una mente sovrappensiero continua a fare strategie e poi le estrapola. Non porta a nessuna azione reale, poiché ciò porterebbe a una reazione pratica che può essere al di là del controllo della vittima. Quindi, la mente mantiene la vittima in un mondo virtuale dove le strategie vengono testate per trovare il giusto approccio. Tuttavia, sul campo, non si fa nulla. Chi pensa troppo continua semplicemente a pensare, continua a rimandare le cose a domani perché vuole evitare risultati incerti o improbabili, ma questo porta solo alla completa inazione.

Effetti sulla funzione del cervello

Impatto sulla neuroplasticità

La neuroplasticità è un magnifico processo attraverso il quale le cellule del cervello continuano a rinnovarsi. Questo processo va avanti per sempre. Questa è la ragione per cui prima gli anziani della tribù erano chiamati i saggi. Avevano più esperienza, e anche se i loro corpi diventavano deboli, il loro cervello rimaneva pienamente funzionale. Avevano più esperienza in mano, e quindi erano adatti a consigliare.

Il sovrappensiero porta a uno stress eccessivo, che ha un effetto negativo sulla rigenerazione di nuove cellule cerebrali. Può rallentare notevolmente il processo di rigenerazione. Infatti, il cervello può convertire una sostanza chimica chiamata glutammato in una neurotossina che può iniziare a uccidere le cellule cerebrali. Inizia a creare radicali liberi nel cervello che creano buchi nelle pareti delle cellule cerebrali. Insonnia, dipendenza da alcol e abuso di sostanze sono alcuni dei problemi che possono nascere a causa di questo problema.

Disturbi neurodegenerativi

I disturbi neurodegenerativi sono quelli in cui le cellule cerebrali iniziano lentamente a perdere la loro struttura. È stato medicalmente provato dalla scienza che troppa produzione di cortisolo può interferire con la generazione di nuovi neuroni o cellule cerebrali, che alla fine porterà al restringimento del cervello. Il cervello inizierebbe anche a perdere la sua capacità di ricordare le cose e di funzionare correttamente. La demenza è uno dei tipi più comuni di disturbi neurodegenerativi che possono avere luogo a causa della costante ruminazione e preoccupazione.

Capitolo 5: Controllare la mente

Il sovrappensiero è un problema complesso, ma la soluzione a questo problema è semplice. Per il sovrappensiero, basta smettere di pensare alle cose negative. La maggior parte delle persone ha paura dell'intero processo di pensare. Trovano la loro mente in un tale tumulto che vogliono mettere fine al costante chiacchiericcio nella loro testa. Fortunatamente, questo non è né necessario né possibile.

Si può mettere un freno ai pensieri nella mente solo quando questa smette di funzionare completamente, e a quel punto, sicuramente, anche la persona in questione cesserebbe di esistere.

Un cervello pensante è una buona cosa. Un cervello che pensa troppo è ancora meglio. Chiamiamo le persone con queste menti geniali. Il problema inizia quando la mente comincia a pensare troppo alle cose negative o alle cose su cui non ci fa molto piacere riflettere.

C'è la possibilità per la mente di pensare nella direzione giusta o nella direzione sbagliata. Sfortunatamente, la mente sceglie la direzione sbagliata, e questo porta a tutti i problemi. La soluzione a questo problema non sta nel fermare completamente la mente. Bisogna semplicemente allenare la mente a cambiare il suo corso e a pensare nella giusta direzione.

Prima di iniziare a lavorare alla soluzione, è molto importante capire chiaramente il problema. Correre molto velocemente nella direzione sbagliata non vi porterebbe nella direzione giusta. Alla fine dovrete cambiare il vostro corso d'azione.

Il processo sarà lento e dovrete essere persistenti. La mente può essere molto resistente. Eserciterà più controllo. Ma, alla fine, se si mostra un po' di perseveranza, questo problema può essere corretto.

Ci sono diversi modi per farlo. Dalle tecniche alle correzioni, questo libro coprirà tutti gli aspetti per superare il problema del sovrappensiero.

Il primo passo nella giusta direzione è imparare a controllare la mente. Dovrete fare alcuni cambiamenti fondamentali nel vostro pensiero in modo da poter uscire dal ciclo della paura e dell'ansia.

Superare il disordine mentale

Il decluttering della mente è essenziale se volete che la vostra mente pensi in modo positivo. Una mente ingombra di mille cose continuerà a fornire foraggio negativo. Potete dissiparne una, però, e prima che sia scomparsa, la nuova sorgerà come zombie.

Il disordine mentale ti fa anche sentire legato alle cose. Ti porti dietro un fardello sconosciuto e non sai quanto vale.

Per una volta, siediti e tabula rasa delle cose o dei pensieri che causano i problemi. Affrontarli è l'unico modo per formare una strategia per placarli.

Ordinare il disordine mentale è una parte importante della comprensione delle cose che stanno causando il problema. Dovete capire che non è la vostra mente a causare i problemi. La mente è semplicemente un amplificatore. Riprodurrà semplicemente le cose che ci mettete dentro. Se manterrete cose inutili pronte per essere immesse nella macchina, il prodotto non sarà mai come lo desiderate.

Mettere in ordine la casa è imperativo. Ogni pensiero nella mente non può essere importante, e nemmeno tutti i pensieri possono essere spaventosi. Tuttavia, se non si conosce il numero esatto di quelli spaventosi, si teme tutto.

Tagliate il disordine mentale e trovate le cose che vi disturbano veramente. Tutto ciò che non ha importanza dovrebbe essere spinto nell'oblio. Tutte le vostre paure e insicurezze dovrebbero essere chiare davanti a voi.

Coltivare l'ottimismo attraverso risposte positive ai pensieri ripetitivi

La paura e l'ansia funzionano come il carburante della negatività. Più avete paura, più la situazione diventerà oscura. Non puoi combattere la paura con la rabbia. Due negativi non fanno un positivo. L'unico modo per invocare la positività è coltivare l'ottimismo.

Se hai fallito due volte in qualcosa e hai affrontato l'umiliazione pubblica, la tua mente farebbe del suo meglio per convincerti a non provare mai più. Potrebbe iniziare a far scorrere tutti i momenti umilianti in un ciclo. Questo può essere disincentivante.

La mente cerca di convincerti che non sei abbastanza bravo nella cosa che stai cercando di fare.

Aggressione, frustrazione, rabbia o fuga non possono essere le risposte. La vostra risposta dovrebbe essere che siete abbastanza bravi e che potete fare ancora meglio. Questo non è stato il vostro miglior tentativo.

C'è una bellissima citazione,

Il fallimento non è la fine della vostra storia,

È l'inizio della tua storia di ritorno ………

In ogni aspetto della vita, la vostra risposta ad ogni pensiero stressante dovrebbe essere positiva. Questa positività riporterebbe la vostra fiducia e il vostro fascino. Vi aiuterà a riconquistare voi stessi dalla vostra mente.

La negatività può spingerti negli angoli bui dell'autocommiserazione. Puoi avere pensieri di auto-rifiuto. Puoi sentire che nessuno ti ama o si preoccupa per te.

Il fatto è che se non riesci ad amare te stesso, come puoi aspettarti che gli altri facciano lo stesso. Ama te stesso. Tu conosci gli aspetti positivi della tua personalità. Esplorali.

Per combattere l'oscurità estrema, non c'è bisogno di riflettori. Anche una semplice scintilla è sufficiente per scuotere l'impero delle tenebre. Ricorda sempre che l'oscurità è fragile. Può sembrare completa e schiacciante, ma anche una piccola scintilla di luce può fare un buco.

Non c'è bisogno di trovare molto per superare questa coltre di pensieri negativi. Comincia con il trovare una cosa che ti rende amabile, e sono sicuro che sarai in grado di trovarne molte. Vedrai che combattere il buio non è poi così difficile.

Coltivare l'ottimismo nel tuo pensiero è una strategia vincente che dovrai adottare.

Pensare qualcosa di nuovo

Ci sono alcuni commenti ai quali non possiamo rispondere. La mente cerca di condurci in cose dalle quali non possiamo riprenderci. Si può non trovare abbastanza ottimismo per superarli.

Allora, ti arrendi?

Ma, perché avete bisogno di giocare sui termini della mente? A volte è meglio sedersi e rilassarsi.

La deviazione da un pensiero negativo è il modo migliore per evitare di rimanere intrappolati nei processi di pensiero negativi. Se la tua mente ti sta trascinando verso cose davvero deprimenti, prova a pensare a qualcosa di completamente diverso.

Pensa a qualcosa che ti fa davvero sorridere. Impegnati in un'attività che sia completamente assorbente.

Questo potrebbe sembrare difficile al momento. Ma, credetemi, è una cosa facile da fare. Richiede solo un po' di pratica e determinazione per rompere il ciclo infinito dei pensieri.

Trovate cose che siano abbastanza potenti da distrarvi dalla negatività. Può essere un hobby, il tuo animale preferito, qualsiasi altra cosa a cui ti piace pensare, pensa semplicemente a queste cose quando la tua mente inizia a correre verso la negatività, e ti sarà facile rompere la catena di pensieri.

Imparare a vivere nel momento

Uno dei maggiori problemi di quest'epoca è che abbiamo iniziato a vivere con il pilota automatico. La maggior parte delle cose che facciamo sono abituali. Quando si fanno le cose per abitudine, non è richiesto molto pensiero. Si può ancora andare avanti con quell'atto mentre la mente è occupata a tramare qualcos'altro.

Questo significa che la mente ha molto tempo libero. C'è una grande quantità di tempo in cui non si usa la mente attivamente. Questo è il momento in cui il cervello comincia a giocare con i pensieri.

Abbiamo reso la vita troppo facile e comoda per noi stessi. Inoltre non ci piace affrontare troppe sfide nel condurre le faccende quotidiane della nostra vita, e questo aiuta a mantenere la mente in modalità pilota automatico.

Non siamo sempre stati così. Per i nostri antenati, la concentrazione chiara era una necessità. La mancanza di concentrazione poteva farli uccidere. Al giorno d'oggi, ci sono poche cose che richiedono un'attenzione così totale.

Anche mentre stai guidando una macchina su una strada piena di traffico, stai facendo una dozzina di cose. Ascoltate la musica allo stereo, magari parlate con un amico seduto accanto a voi. Continui a guardare fuori, ma non necessariamente per navigare nel traffico, ma per trovare qualcosa di interessante. Tutto questo mentre la mente può essere ancora occupata a pensare a qualcosa che è successo una settimana fa in ufficio e alla risposta che avrebbe dovuto essere adatta alla situazione ma che non è venuta da te.

Tutto questo è possibile perché ci siamo abituati a questo atto insensato di essere in modalità pilota automatico. Dimentichiamo che siamo essenzialmente una vita fiorente che non è mai stata pensata per vivere la vita di un robot.

Raramente prestiamo attenzione alle cose che facciamo e diciamo in quel momento. La nostra mente fa tutta la contabilità in seguito e poi ci rimprovera. Il seme del sovrappensiero viene seminato a causa della nostra eccessiva dipendenza da questo stile di vita di funzionamento abituale.

Nel momento in cui iniziate a vivere con consapevolezza e a prestare la giusta attenzione alle cose in quel preciso momento, il ciclo di ripensamento di quella cosa, in seguito, terminerà perché concluderete gli affari in quel momento, e quindi non ci sarà alcun karma residuo.

Vivere con consapevolezza è un buon modo per rompere il ciclo del sovrappensiero. Ti dà un migliore controllo della mente e sei in grado di pensare in modo più chiaro e giudizioso.

Capire l'importanza della prospettiva

La maggior parte del processo di sovrappensiero è il risultato di un'identificazione sbagliata. Ci sentiamo identificati a certe cose nella vita, e questo ci mette in compartimenti stagni. Da lì iniziamo i confronti e cominciamo a calcolare l'inutilità della nostra vita.

Fin dai primi giorni dell'educazione, ci viene insegnato ad avere degli obiettivi. Fissiamo obiettivi di vita e poi li suddividiamo ulteriormente in pietre miliari. Una cosa creata per la nostra comodità alla fine diventa il nostro destino. Non rimaniamo altro che quegli obiettivi. Le nostre speranze, aspirazioni, gioie e le paure più profonde e oscure sono attaccate a quegli obiettivi. Questa è una grande causa del problema.

Fissiamo obiettivi più piccoli per noi stessi e poi diventiamo troppo rigidi su di essi. Obiettivi più piccoli significano anche che la nostra prospettiva si restringe. Ci troviamo incapaci di vedere il grande schema delle cose. Quando qualcun altro prova a fare qualcosa di simile, lo chiamiamo pazzo.

Se non vuoi che alcuni pensieri ti sovrastino completamente, allarga la tua prospettiva. Non sentitevi identificati con cose più piccole o insignificanti che sono limitate solo a voi. Pensa in modo più ampio, e scoprirai che pensare ai tuoi problemi non rimarrà un problema. È un buon modo per evolvere dal problema del sovrappensiero.

Imparare ad affrontare le incertezze

Tutto sommato, non c'è modo di eliminare tutte le incertezze di questo mondo. Infatti, anche questa grande terra blu non è immune da incertezze. La creazione di questo mondo è il risultato di tali incertezze.

Quando facciamo qualcosa, non c'è modo di controllare l'effetto. Al massimo, si può speculare sull'effetto. Ci sono sempre diversi fattori esterni in gioco. Tuttavia, quando si è accettato il fatto che ci possono essere incertezze sulla strada, affrontarle diventa facile. Non è che le incertezze si ammorbidiscono, semplicemente si diventa più aperti al cambiamento.

Imparate a conviverci. Non c'è altro modo per sopravvivere.

Lasciare che il futuro sia

Questa è solo la continuazione del punto precedente. Quando si accetta il fatto che il risultato può essere diverso da quello che ci si aspetta, diventa più facile lasciare che il futuro sia. Non si cerca di cambiare nulla e ci si adatta.

Si esce dalla fallacia logica del paradosso del nonno. Le cose in questo mondo possono esistere indipendentemente. La causa dell'effetto in un momento può sembrare significativa, ma può non essere dannosa in realtà.

La cosa migliore è semplicemente lasciare che il futuro sia. Non cercare di alterarlo secondo il tuo progetto. L'adattamento è il modo giusto per sopravvivere. Non è possibile che siamo arrivati fin qui, cambiando tutto secondo i nostri capricci e le nostre fantasie.

Non procrastinare all'infinito

Gli iperpensanti hanno la tendenza a lasciare le cose per dopo. La loro mente sta testando le cose virtualmente, e quindi non ritengono necessaria alcuna azione fisica. Tuttavia, più tempo si impiega per fare una mossa, più forte diventa la morsa del sovrappensiero. Se volete davvero smettere di pensare troppo, imparate ad agire immediatamente. Se pensate di dare alla vostra mente il tempo di un giorno per prepararsi ad agire ed essa sarà d'accordo, vi sbagliate. Troverà il modo di convincervi a non agire.

La migliore via d'uscita è passare all'azione il più presto possibile. L'azione porterà alla causa e all'effetto, e dovrai rispondere, e quindi supererai la fase di sovrappensiero nella mente.

Capitolo 6: Superare l'ansia e il panico-Beating Overthinking al suo meglio

L'effetto più comune del sovrappensiero è l'ansia. È uno stato di inquietudine, paura e angoscia che fa inciampare completamente la vittima. Una persona che lavora normalmente può iniziare a comportarsi in modo inquieto. Inizia con un leggero malessere e, se lasciato incontrollato, può maturare in attacchi di panico.

I segni dell'ansia sono:

- Senti il tuo cuore battere ad un ritmo insolitamente veloce
- Il tuo respiro diventa rapido
- Sperimentate la sensazione di testa leggera
- Puoi sentire le farfalle nello stomaco
- Inizi a sentirti visibilmente agitato
- Cominci ad avere paure irrazionali
- Sarebbe impossibile per voi concentrarvi su una cosa particolare che non sia la cosa che vi preoccupa
- Potresti anche sentire i tuoi muscoli diventare tesi

- C'è un'improvvisa inquietudine dentro di te
- C'è qualcosa dentro di te che vuole evitare le cose che ci si aspetta che accadano

Se avete provato queste emozioni, allora capite bene cos'è l'ansia e il tipo di impatto che ha sulla mente. L'ansia non è una condizione diagnosticabile. Si sente semplicemente la sua presenza dentro di sé.

Varie cose come la chimica del cervello, l'ambiente e la genetica possono contribuire allo sviluppo dell'ansia. Tuttavia, il tuo stato mentale rimarrà il principale contributore all'esistenza della condizione.

Tre aree cerebrali che giocano un ruolo chiave nel causare stress e ansia

Amigdala: È un'area a forma di mandorla nel centro del cervello che è responsabile di invocare sentimenti di paura e ansia. Questa parte gioca un ruolo chiave nell'elaborazione delle emozioni, e quando ci si sente molto stressati, invoca paura e ansia come meccanismo di protezione. Percepisce le minacce e avverte il cervello dei segni di pericolo. Questa è la parte del cervello che risponde a vari fattori scatenanti dell'ansia. Per esempio, se una persona ha mai avuto un incidente di annegamento, questa parte del cervello continuerà a invocare la paura di annegare ogni volta che la vittima si avvicina a un corpo idrico. L'intero esercizio serve a salvare la vittima dall'annegamento, ma è un approccio di evasione. L'innesco può essere qualsiasi episodio spiacevole registrato nella memoria della vittima.

Ippocampo: È una struttura complessa del cervello che si trova in profondità nel lobo temporale. Questa parte del cervello è responsabile della registrazione dei ricordi di ogni tipo, sia a breve che a lungo termine. I ricordi di eventi traumatici e pericolosi per la vita, così come i ricordi spiacevoli, sono immagazzinati in questa parte del cervello. I problemi in quest'area possono portare a vari disturbi mentali. Lo stress eccessivo e i traumi infantili possono causare il restringimento di questa parte del cervello, il che può complicare ulteriormente i problemi.

Ipotalamo: Questa è un'area del cervello molto occupata. Funge da centro di comando. Ascolta vari segnali inviati dal corpo sotto forma di ormoni e segnali chimici. Poi comunica questi segnali sotto forma di fame, sazietà, paura, dolore, ecc. La risposta di lotta o fuga provata durante l'ansia è creata da questa parte del cervello.

Ci possono essere vari fattori scatenanti che portano all'ansia. Un trigger è uno stimolo esterno che il cervello riceve attraverso vari sensi. Riporta alla mente ricordi di eventi traumatici passati, e varie sezioni del cervello si mettono al lavoro per creare la risposta di fuga o di lotta.

Ogni individuo può avere diversi fattori scatenanti l'ansia. Ci possono essere eventi, situazioni, persone o cose che scatenano l'ansia.

Eventi scatenanti comuni:

- Guardare qualcuno in uno stato di dolore agonizzante, di rabbia o di paura
- Guardare qualcuno che assomiglia a un tormentatore del passato o che ha tratti simili
- Un luogo con legami con qualsiasi incidente traumatico
- Qualsiasi odore che le ricordi l'incidente traumatico

L'ansia può avere un effetto paralizzante. Il cervello diventa semplicemente indifeso. La fuga comincia a sembrare la migliore risorsa in quel momento.

Il disturbo d'ansia è uno dei problemi mentali più comuni che gli americani devono affrontare. Ci sono più di 40 milioni di persone che attualmente soffrono di disturbi d'ansia di vario tipo. Si tratta di una condizione altamente curabile, ma la maggior parte delle persone non sono mai in grado di guarire da essa perché non cercano mai aiuto.

Come spiegato sopra, se non affrontato, lo stress eccessivo e l'ansia possono influenzare il funzionamento del cervello. Può restringere varie porzioni del cervello e compromettere la memoria e altre capacità cognitive.

L'ansia può compromettere il normale funzionamento di una persona, poiché una paura sconosciuta rimane con la vittima per sempre. L'incertezza diventa una parte della vita, e le persone iniziano a rifuggire dall'esposizione pubblica sfrenata.

La maggior parte delle cose che portano all'ansia non sono minacce reali. È la mente che cerca di mettervi in un bozzolo protettivo. Ci sono diversi modi per contrastare efficacemente lo stress e l'ansia.

Modi per affrontare l'ansia

Mindfulness

Mindfulness è il concetto fenomenale che aiuta a rimanere radicati nel presente. A tutti noi piace credere di vivere nel presente, ma questo non è corretto. Viviamo in un mondo identificato con diverse cose e ricordi che lo confermano.

Per esempio, se sei una persona di successo, potresti aspettarti che le persone ti salutino quando ti incontrano. Questo perché siete identificati con la vostra posizione e sentite che essa impone quel rispetto. Quando qualcuno che vi aspettate non saluta, si avvia il processo di pensiero sul significato di quell'evento. Normalmente, il saluto potrebbe non aver significato nulla per voi. Ma, poiché vi sentite così identificati con la vostra posizione che l'assenza di saluto potrebbe iniziare a sembrare una domanda alla vostra autorità. Anche i pensieri e i ricordi hanno un ruolo profondo da giocare in tutto questo mash-up.

Questo evento continuerebbe a scorrere nella vostra mente molto tempo dopo che avete lasciato quel posto. Non rimane una semplice questione di non salutarti più. Potrebbe anche iniziare a creare dubbi su se stessi, e potresti iniziare a mettere in discussione la tua rilevanza e la tua posizione.

Tutto questo accade perché l'intero processo si svolge nella mente. Molto poco viene detto o espresso. La mente sta semplicemente interpretando gli eventi secondo il suo stato attuale e il suo condizionamento.

Più ci si identifica con le cose di questo mondo, maggiore sarà il flusso di pensieri. Cominciamo a vivere in queste identità virtuali. Le nostre identificazioni creano attaccamento a certe idee, e questo porta a tutto questo attrito. Più ci sentiamo identificati con certe cose nella vita, più grande sarà il nostro senso di giudizio mentre cominciamo a creare specifiche. Ci saranno rigidità e dogmi. La nostra prospettiva sarà limitata. Non ci sarà accettabilità nel nostro atteggiamento perché smetteremo di guardare le cose come sono perché vogliamo vederle secondo le nostre convinzioni.

Mindfulness è l'arte di vivere nel presente. Ti aiuta a guardare le cose come sono senza il vetro del giudizio. Non si formano nozioni preconcette sulle cose. Rimani aperto alle cose nuove. Questo ti rende flessibile e riduce le possibilità di attrito.

5 principi di base della Mindfulness

Distacco: È un modo di vivere che ti aiuta a rimanere distaccato. Per vivere in questo mondo e goderne, non c'è bisogno di sentirsi identificati con esso. Non c'è bisogno di classificare le cose come buone o cattive. Il modo in cui guardiamo le cose può cambiare il modo in cui si comportano per noi.

Una volta due professori stavano camminando sul terreno della loro università. Uno guardava lo scarso pomeriggio invernale con il sole che non brillava e sentiva che era una giornata così noiosa. L'altro professore era cieco, e quindi non poteva vedere il sole, ma si poteva sentire il calore del sole sulle sue spalle e sentiva che era una giornata meravigliosa. Entrambi si trovavano nello stesso posto, ma non guardavano il sole con la stessa prospettiva.

Quando ci identifichiamo troppo con le cose, cominciamo a giudicarle in base alle nostre esperienze passate e non al loro merito. C'è sempre un'aggiunta e una sottrazione. Avete dei punti di riferimento fissi. Continuate a rivivere quelle esperienze passate e quei ricordi. Il problema con i ricordi è che sono una cosa del passato. Se sono buoni, non puoi averli ora, e continueranno sempre a rovinare la tua esperienza attuale con il confronto.

In un modo di vivere distaccato, giudichi semplicemente le cose nel modo in cui le vivi in quel momento. Non le qualifichi in base alle tue esperienze passate. Questo rende ogni esperienza unica. Può aumentare la gioia nella vita e darti una maggiore possibilità di sentirti soddisfatto.

Atteggiamento non giudicante: La più grande ragione della nostra infelicità è il nostro atteggiamento giudicante. Noi giudichiamo tutto sulla base delle nostre esperienze passate. Etichettiamo tutto e poi ci facciamo delle convinzioni definitive sulle cose che possono renderci felici o tristi. Queste classificazioni hanno poco a che fare con il modo in cui le cose si rivelano realmente. La mindfulness consiste nello sperimentare le cose come sono senza giudicarle sulla base di vecchie idee.

Vivere nel presente: La maggior parte delle persone non lascia mai andare il passato. Si aggrappano fortemente al passato. A causa di questo, non sono mai in grado di godersi il loro presente. Continuano a lavorare duramente per rendere il loro futuro come il loro passato, anche meglio di esso. Tuttavia, gli manca il presente. Quasi tutti noi rientriamo in questa categoria. Passiamo tutta la vita a lavorare per la nostra pensione, sapendo bene che non c'è nessuna certezza che saremo lì a godercela o che le cose che stiamo facendo avranno importanza in quel momento. È importante che ogni momento che passate sia memorabile e significativo. Vivete per godervi ogni momento della vita.

Accettazione: Siamo diventati molto rigidi nelle nostre credenze. Non sopportiamo nessun tipo di deviazione. La maggior parte delle persone non sono mai in grado di accettarsi così come sono. Sono sempre alla costante ricerca di cambiare se stessi per un'immagine che sembri migliore. Questo atteggiamento porta solo infelicità e scontento. Quando si cerca di andare contro natura senza motivo, i risultati non sono mai molto piacevoli. La mindfulness ti aiuta ad accettare tutto com'è. Lavorare per migliorare è qualcosa di completamente diverso, ma detestare qualcosa non può far parte del piano perché porterebbe a stress e ansia.

Apertura: Mindfulness è l'idea di lasciare andare le idee rigide e aprirsi a nuove cose ed esperienze. Non vi attaccate a certi sistemi di credenze perché vi è stato insegnato o avete visto le persone seguirli. Si rimane aperti a nuove esperienze.

La mindfulness è una pratica molto semplice perché richiede di fare molto poco. Non devi portare alcun bagaglio. Rimani semplicemente cosciente delle cose mentre accadono. Quando cammini, semplicemente non muovi le gambe che portano allo spostamento, sperimenti il movimento e lo senti. Quando mangi qualcosa, non giudichi il cibo sulla base del gusto che dovrebbe avere. Senti il sapore ogni volta che lo mangi. Fai attenzione ad ogni aspetto della vita.

Poiché è un modo così semplice di vivere la vita, la maggior parte delle persone lo trova molto difficile. È una pratica potente che si segue in ogni cosa che si fa nella vita. Questa è la cosa che lo rende difficile, perché siamo abituati a fare le cose con il pilota automatico o senza pensare.

Tuttavia, praticare la mindfulness può aiutarvi a lasciare il bagaglio del passato. Si smette di giudicare le cose sulla base di nozioni preconcette. Diventi consapevole di ogni respiro che fai e inizi a goderti ogni momento come viene. Non etichettate le cose. Smetti di dare troppa importanza alle cose così come sono.

Questa pratica può diminuire lo stress, l'ansia, la depressione, la fatica, l'irritabilità e la reattività emotiva. Può mettere fine alla ruminazione costante perché permette di mantenere la mente aperta. Quando si smette di giudicare le cose in base alle esperienze passate, c'è meno spazio per l'ansia originata da fattori emotivi.

L'attenzione mirata diventa una parte importante della tua vita. Non lasciate passare le cose senza viverle nel merito. Diventi più concentrato e attento.

Se volete abbassare lo stress e l'ansia nella vita, praticare la mindfulness può darvi una buona base, per cominciare.

Visualizzazione

La visualizzazione è un ottimo modo per ridurre lo stress e l'ansia. La causa principale dell'ansia è l'eccessiva concentrazione su alcune emozioni negative. Resta semplicemente agganciato alla negatività e non ti permette di uscirne. Uno dei problemi principali è che ci sono così tante emozioni negative che non permettono ai pensieri positivi di arrivare alla tua mente.

La visualizzazione può essere una grande risorsa in questi scenari. Si tratta di una semplice pratica di visualizzare qualcosa di dolce e piacevole che avete sempre desiderato, ma che non si relaziona fortemente con esso. Vi distacca dalle emozioni negative e dà alla vostra mente il necessario diversivo.

Hai la possibilità di visualizzare le cose che ti piacciono davvero, e portano emozioni positive alla tua mente.

È una pratica molto facile, e ci sono diversi strumenti che possono aiutarvi. Puoi ascoltare le visualizzazioni guidate ogni volta che ti senti ansioso, e questo ti aiuterà a distogliere la tua mente dai fattori scatenanti negativi.

Quando visualizzate scenari piacevoli, siete effettivamente in grado di vederli dagli occhi della vostra mente. Vedere è credere, e la vostra mente è in grado di cambiare traccia facilmente. Ricordate sempre che la positività è l'unica cosa che può aiutarvi nel buio senza speranza della negatività.

Le semplici emozioni di amore, bellezza, natura e compassione possono aiutare la tua mente a pensare positivamente.

La portata della visualizzazione è molto ampia, e può diventare un potente strumento per respingere lo stress e l'ansia.

Tecnica di libertà emotiva

La maggior parte delle persone non si rende conto, ma la causa della maggior parte dei loro problemi fisici e mentali risiede nello squilibrio dell'energia dentro di loro. Noi siamo più che un semplice corpo. Le nostre emozioni, l'energia vitale e la fisicità lavorano in una sincronia unica. Ogni volta che una qualsiasi parte di questo sistema va fuori equilibrio, soffriamo come un tutto. Questo è il motivo per cui la maggior parte delle pratiche della medicina orientale si basano anche pesantemente sulla guarigione energetica. Pratiche di guarigione come l'agopuntura e il reiki possono avere un profondo impatto sulla correzione di tali squilibri.

Anche il Tapping dell'Emotional Freedom Technique (ETF) funziona su principi simili. È una tecnica che è stata usata per trattare i soldati che soffrono di disturbi da stress post-traumatico, e ha dimostrato di essere molto efficace.

Mentre per l'agopuntura e il reiki, dovrai andare da un esperto, puoi fare il tapping dell'ETF da solo ovunque e far scendere i tuoi livelli di ansia. Anche nel caso in cui una persona stia per avere un attacco di panico completo. Questo tapping può aiutare ad abbassare il livello di stress e ansia e prevenire l'attacco di panico.

L'ETF è molto efficace ed è molto facile da eseguire. Potete personalizzare l'intero processo secondo il vostro bisogno e sentire il vostro livello di ansia scendere man mano che lo praticate nei momenti di bisogno.

L'ETF si esegue in cicli. Ad ogni ciclo, dovrai valutare il livello di ansia che stai provando, e potrai continuare a ripetere i cicli finché non inizierai a sentirti a tuo agio.

Attraverso questo processo, si affrontano le emozioni negative che possono contribuire allo stress e all'ansia. Picchiettando su vari punti meridiani del corpo, permetti all'energia nel tuo corpo di fluire più liberamente. Questo aiuta a ripristinare il flusso regolare delle emozioni, e anche il tuo umore inizia a migliorare.

Gli studi hanno dimostrato che il ripristino del flusso regolare di energia nel corpo ha un impatto molto positivo sull'umore e sulle emozioni. Le persone che si sottopongono al trattamento di agopuntura sperimentano un miglioramento del loro umore dopo le sedute. Quando l'energia nel corpo scorre senza intoppi, aiuta a dissipare le emozioni negative che si rafforzano a causa di un blocco nel percorso del flusso energetico. I punti meridiani che si toccano aiutano ad aprire le vie neurali che possono aiutare nel processo.

Ci sono 5 passi principali per il tapping dell'ETF. È importante che prestiate attenzione ad ogni passo perché ogni passo è importante e aiuta ad abbassare l'ansia.

1 stPasso

Individuare il problema che causa l'ansia

Ci possono essere diverse cose che possono portarvi all'ansia. Tuttavia, se cercate di affrontare tutte le cose che vi rendono ansiosi allo stesso tempo, non sarebbe così efficace.

È importante che identifichiate l'emozione più forte che vi fa sentire ansiosi in questo momento. Se ci sono anche altri problemi più forti, puoi affrontarli separatamente.

Si può migliorare il risultato del processo se si affronta ogni questione a suo tempo.

2 ndPasso

Identificare l'intensità dell'ansia

Prima di iniziare l'ETF tapping, è importante che tu chiuda brevemente gli occhi e cerchi di valutare il livello di ansia che stai provando in quel momento. Valuta il tuo livello di ansia su una scala da 0 a 10. È importante che tu conosca il livello di ansia prima di iniziare, in modo da poter vedere l'effetto calmante che stai avendo e sapere il numero di cicli che dovrai eseguire il tapping. Se inizi senza scalare il livello di ansia che stai provando, avrai difficoltà a valutare i tuoi progressi.

3 rd Passo

Il Setup

L'ETF tapping segue un approccio su due fronti. Mentre il tapping aiuta a sbloccare i percorsi neurali, le affermazioni positive e rassicuranti aiutano a rendervi emotivamente equilibrati.

Nel terzo passo, dovrete stabilire una frase di impostazione che vi aiuterà ad affrontare il problema, causando stress e ansia.

Questa frase di impostazione dovrebbe avere semplicemente due parti principali:

1. Deve riconoscere direttamente il problema che state affrontando
2. In questa dichiarazione, devi accettare e incoraggiare te stesso nonostante tutti i problemi

Per esempio, se vi sentite molto spaventati a causa di qualcosa, riconoscete la vostra paura nella prima parte della frase. Nella seconda parte, accettati nonostante le tue paure e i tuoi difetti e rassicura la tua mente che ne uscirai.

La vostra dichiarazione di configurazione può essere qualcosa del genere:

Anche se mi sento spaventato e ansioso, mi accetto completamente, e ne uscirò.

Voglio scappare da tutto questo, capisco che ho paura, ma ne uscirò, mi accetto.

Mi sento perso in questo momento, ma troverò la mia strada. Mi amo e accetto i sentimenti che provo in questo momento.

Come individuo, puoi avere la tua dichiarazione di impostazione che affronta il problema più importante che stai affrontando al momento. Cerca di mantenere la dichiarazione semplice e più focalizzata. Inoltre, ricordate che il vostro discorso iniziale dovrebbe avere solo il vostro problema come argomento centrale. Includere i problemi affrontati da altri non funziona qui. Non è una preghiera; è un modo per guarire la tua mente.

4 thPasso

La sequenza di spillatura dell'ETF

In questa parte, dovrai toccare il punto meridiano spiegato qui sotto. Puoi picchiettare i punti dall'indice o dal medio o da entrambi, se vuoi. Anche se vuoi usare più dita, sentiti libero di farlo. Il picchiettamento non deve essere molto forte; ricorda che alcune parti sono sensibili, e può far male se picchietti troppo forte. Hai semplicemente bisogno di stimolare quelle parti attraverso il picchiettamento in modo che i percorsi neurali si aprano.

Ci sono 9 punti meridiani che toccherete in questo passo sono:

Mano (Karate Chop): Questo è il lato del palmo della mano sotto il mignolo. La parte della mano usata per dare colpi di karate. Questo è il motivo per cui si chiama karate chop. Usando le dita della mano opposta, batti su questa superficie.

Il bordo interno delle sopracciglia: Dovrai picchiettare al centro delle sopracciglia appena sopra il ponte del naso.

Lato degli occhi: Questo è il bordo esterno degli occhi dove finiscono le sopracciglia. Questa sarà la parte tra le sopracciglia e la tempia.

Sotto gli occhi: Questa è la zona sotto gli occhi dove si trova la parte dura dello zigomo.

Sotto il naso: Questa è l'area appena sotto il naso e il centro del labbro superiore.

Mento: Questa è l'area al centro appena sotto il labbro inferiore e sopra il mento

Inizio della clavicola: Questa è l'area dove iniziano le clavicole

Ascelle: Quest'area è circa 4 pollici sotto le ascelle.

La parte superiore della testa: Questa è la corona della vostra testa. La parte più alta.

Questi sono i 9 punti che dovrai toccare. Devi semplicemente toccare ogni punto 7 volte mentre ti concentri sulla tua frase d'impostazione.

Nel primo ciclo, dovreste cercare di riconoscere pienamente il problema. Non scappare da esso. Se vi sentite spaventati, riconoscete questo fatto. Non fermatevi solo a dire che vi sentite spaventati. Tirate fuori tutte le cose che vi fanno sentire paurosi e ansiosi. Questo riconoscimento aiuta a cambiare la prospettiva sul problema. Una volta che avete riconosciuto il problema nella sua interezza, esso perde la sua forza. Quando riconoscete il problema con i suoi dettagli vividi, anche il sistema energetico del corpo si sta preparando. Questo riconoscimento aiuta anche a raccogliere la giusta quantità di energia per dissipare paure e ansie.

Nel secondo ciclo di picchiettamento, puoi iniziare ad esprimere il tuo intento. Dite al vostro sistema energetico le cose che volete riguardo a questo problema. Dite le cose che volete sentire in quel momento. Esprimete i desideri di avere i sentimenti o i tratti che possono aiutare a risolvere i problemi che state affrontando.

Nel terzo ciclo di tapping, esprimete semplicemente la vostra accettazione dello stato in cui vi trovate attualmente. Buono o cattivo, questo è il tuo corpo. Tutto ciò che accade dentro di voi è una parte di voi. Dovrete accettare tutte le cose. È importante che accettiate voi stessi così come siete.

Nel quarto ciclo, esprimete un po' di amore e compassione per voi stessi. Sicuramente te lo meriti. Pensa a tutti i tratti positivi che possiedi e che possono aiutarti in questo problema. Esprimi l'amore per i sentimenti che vuoi avere. Il vostro profondo desiderio di avere quei sentimenti. Questo aiuterà le tue energie a spingerti più vicino a questi sentimenti.

Nel quinto ciclo, sii semplicemente grato. La gratitudine è un'emozione molto potente. Se espressa con profonda emozione può essere travolgente e ha poteri curativi. Esprimete la vostra gratitudine al cosmo per avervi fornito il potere di superare i problemi. Siate grati. Pensate a tutto ciò che vi ha aiutato nel processo.

Dovresti fare la sequenza di battitura come segue:

Dovresti iniziare battendo alcune volte sul colpo di karate della tua mano. Non è necessario battere sul colpo di karate in ogni ciclo. Basta iniziare con esso e poi seguire la sequenza di battitura nello stesso ordine dato qui sotto:

1. L'interno delle sopracciglia
2. Lato degli occhi
3. Sotto gli occhi
4. Sotto il naso
5. Chin
6. Clavicola
7. Ascelle
8. La parte superiore della testa

È necessario completare 5 cicli di battitura in questa sequenza.

5 thPasso

Rivalutare l'intensità delle emozioni che stai provando

L'ETF è un modo molto potente per abbattere lo stress e l'ansia. Tuttavia, l'impatto può avere un ritmo diverso per ogni individuo. Pertanto, una volta completati i 5 cicli di picchiettamento, rilassatevi. Ora concentrati verso l'interno e rivaluta i tuoi sentimenti ancora una volta. Su una scala da 0 a 10, prova a giudicare il livello di ansia che stai provando. La scala da 0 è ottima, ma qualsiasi cosa sotto il 5 è buona. Se ti sentivi davvero ansioso, potrebbe essere necessario qualche altro giro di tapping per calmarti. Ma, dovresti valutare i tuoi progressi dopo aver completato i 5 cicli ogni volta.

L'intercettazione dell'ETF ha dimostrato il suo valore nell'abbassare l'ansia anche in persone che soffrono di disturbi da stress post-traumatico, e quindi la sua efficacia nell'abbassare l'ansia è indiscutibile. La cosa migliore di questa tecnica è che non c'è bisogno di alcun tipo di aiuto, impostazione o preparazione per farla. Puoi anche farlo mentre sei pendolare o persino nel tuo ufficio.

Programmazione Neurolinguistica

La nostra mente subconscia è molto potente, ed è attiva più di quanto possiamo immaginare. Non ci rendiamo conto dei suoi poteri perché la maggior parte dei nostri lavori sono fatti dalla mente cosciente, come imparare le cose, reagire e cose del genere.

La mente cosciente svolge la funzione di fissare gli obiettivi. È la parte del cervello che si può influenzare. I discorsi motivazionali, i discorsi di incoraggiamento e le storie che danno morale bussano alle porte della mente cosciente. Tuttavia, questa non è la mente che effettivamente fa la maggior parte del lavoro.

Il compito della mente subconscia è di collocare le cose in profondità nella vostra memoria e farle diventare la vostra natura. Non scegliete le abitudini consciamente; la vostra mente subconscia le sceglie per voi.

Quando il tuo intento è fissato su qualcosa, è la tua mente subconscia che ti permette di diventare efficace in quel campo.

È una porzione così potente del cervello che può togliere qualsiasi cosa dal vostro cervello o mettere qualsiasi cosa al suo posto. Le paure, le fobie, le ansie e i dubbi diventano una parte centrale di questa mente. Non succede da un giorno all'altro.

Quando la vostra mente si allena costantemente su queste cose, pensa ossessivamente a queste cose, o è costretta a sperimentare queste emozioni, esse si incastrano nella mente subconscia. Poiché questa parte della mente è più potente e ha più voce in capitolo, questi sentimenti possono iniziare a sopraffare il vostro cervello funzionale. Il modo migliore per liberarsi di queste emozioni negative è allenare questa parte del cervello a non pensare a quelle cose. Il problema è che non è così facile.

Mentre potete influenzare facilmente il vostro cervello cosciente, il cervello subconscio non capisce lo stesso linguaggio. Lavora su mappe interne che sono influenzate dal vostro comportamento ripetitivo in un certo modo e da altri stimoli come il sistema di rappresentazione preferito (PRS).

Influenzare il cervello subconscio è difficile in quanto ciò richiederebbe l'attivazione degli eventi giusti ripetutamente. È qui che la Programmazione Neurolinguistica può aiutare. I praticanti possono aiutare ad addestrare il cervello subconscio a diventare orientato verso alcuni trigger specifici.

L'ancoraggio, la costruzione del rapporto, i modelli di swish e la dissociazione visiva/cinestetica sono alcune delle tecniche attraverso le quali questo compito può essere realizzato.

Anche se gli studi sono ancora in corso in questo campo, si è scoperto che questa terapia può essere molto utile per affrontare paure, ansie e fobie. Può aiutare molto le persone che hanno a che fare con disturbi da stress post-traumatico.

Scoprire l'importanza della respirazione profonda

La respirazione è parte integrante della vita. Senza la respirazione, non sopravviveremmo neanche per pochi minuti. L'aria che si respira è responsabile della fornitura di energia vitale.

Lo sappiamo tutti, vero?

Eppure, raramente qualcuno di noi prende sul serio la respirazione. È qualcosa che avviene da solo tutto il tempo. È un compito che nessuno ha bisogno di insegnarci.

Tuttavia, l'aria che respiriamo può fare molto di più che tenerci in vita. Il modo in cui respiriamo può avere un impatto profondo sul nostro benessere fisico, mentale e spirituale.

Se iniziate a praticare quotidianamente una respirazione profonda e controllata, scoprirete che la vostra mente ha iniziato a lavorare meglio. Inviterebbe meno pensieri negativi e rimarrebbe più calma e composta.

La respirazione profonda e focalizzata richiede un'intensa concentrazione. Tutta la tua attenzione si concentra sul ritmo del respiro, e i pensieri negativi che aleggiano nella tua mente perdono il loro effetto. Trattenere il respiro un po' più a lungo del solito può avere un effetto molto calmante sulla mente. Se la tua mente continua a vagare e non si attacca mai a una cosa in particolare, devi provare.

Puoi praticare una respirazione profonda e controllata ogni volta che senti l'ansia crescere dentro di te. Non hai bisogno di alcuna impostazione o disposizione. Puoi farlo in qualsiasi posizione tu voglia. Anche stare seduti o in piedi in una posizione specifica non è richiesto.

La respirazione profonda è una parte molto importante di tutto il regime yoga, poiché si crede che per calmare la mente e il corpo, non c'è miglior detergente di un respiro lungo e profondo.

Se mai sentite che i pensieri negativi stanno oscurando la vostra mente o l'ansia sta per sopraffarvi, seguite la routine di respirazione profonda indicata qui sotto.

Potete registrarlo con la vostra voce e poi semplicemente ascoltarlo e seguire le istruzioni ogni volta che sentite l'ansia prendere il sopravvento.

Routine di respirazione profonda

Si prega di mettersi in una posizione comoda

Puoi praticare la meditazione di respirazione profonda in qualsiasi posizione tu voglia

Qualunque cosa stia causando stress in questo momento è temporanea

Andrà via

Hai solo bisogno di respirare

Se sei seduto, lascia che il tuo corpo si rilassi

Se siete in posizione eretta, assicuratevi di avere un ampio sostegno

La respirazione profonda è la cosa più naturale da fare

È un atto che porta all'autorealizzazione

Puoi chiudere gli occhi per una messa a fuoco profonda

Se non ti senti a tuo agio, tienili aperti

Fissa la tua consapevolezza in qualsiasi punto di fronte a te

Ora, porta la tua consapevolezza al tuo respiro

Non hai bisogno di alterare o controllare il tuo ritmo di respirazione

Dovete solo osservare

Respirare è un atto così facile e semplice

Eppure, è così importante

Guarda l'aria che ti riempie le narici

Osservarlo mentre esce

Guarda semplicemente il respiro che entra ed esce

Respirare

Espirare

Respirare

Espirare

Respirare

Espirare

Non cercare di cambiare nulla al momento

Mantieni la tua consapevolezza concentrata sul processo di respirazione

Osserva semplicemente il modo in cui stai respirando

Lascia che il ritmo della tua respirazione si stabilizzi

Respirare

Espirare

Respirare

Espirare

Respirare

Espirare

Ora, proveremo la respirazione profonda

È un processo molto semplice

Devi solo inspirare lentamente e profondamente

Nessuna parte del processo deve essere affrettata

Lascia che il respiro entri lentamente

Cerca di osservare e sentire ogni parte di esso

Inspirerete attraverso il naso fino al conteggio di 7

Rimanere consapevoli del respiro

Trattenere il respiro per il numero di 7

Poi lo rilascerete anche lentamente rilasciando l'aria attraverso
la bocca per il conteggio di 10

Il processo è lento

Ma non c'è fretta

Ti meriti questo tempo

Concentrati sul tuo respiro

Iniziare a inspirare attraverso il naso

Lentamente e profondamente

1....2......3......4.......5.......6.......7.....

Mantenere la consapevolezza concentrata sulla respirazione

Ora trattieni questo respiro fino al numero di 7

1....2......3......4.......5.......6.......7.....

Si può sentire la pressione

Potrebbe esserci dello stress che si accumula dentro di te

Non c'è bisogno di preoccuparsi

Questo stress è positivo

Ti fa bene

Ora, espirate attraverso la bocca fino al conteggio di 10

1....2......3......4.......5.......6.......7.......8........9..........10

Molto lentamente e profondamente

Devi rallentare molto in questa parte

Devi spingere fuori quanta più aria possibile

Tutta l'aria che espiri porterà via lo stress e l'ansia presenti
dentro di te

Ti farà sentire rilassato

Ti farà sentire euforico

Fai un altro respiro profondo

Senti la sensazione che quest'aria crea alle tue narici

Prestare attenzione alla fragranza che porta

Senti i pensieri che entrano nel tuo sistema con quest'aria

Essere consapevoli dell'energia che porta con sé

Segui il percorso che prende dentro di te

Ora, mantenete quest'aria per qualche istante

Sii costante

Questo è il momento del controllo

Questo è il momento della verità

Questo è il momento della consapevolezza

La pressione che cresce dentro di te

Ti dice che puoi superare qualsiasi cosa

Ce l'hai dentro di te

Ora lasciate che quest'aria esca lentamente attraverso la bocca

Non c'è bisogno di affrettarsi

Lasciarlo uscire lentamente

Lascia uscire tutta l'aria consumata

Senti la pressione dentro di te ritirarsi

Sentirsi inghiottire da un rilassamento estremo

Ci si sente come se si fosse tolto un grosso peso dal petto

Godetevi questa sensazione per qualche istante

Rilassati!

Ancora una volta fai un respiro profondo

Iniziare a inspirare attraverso il naso

Lentamente e profondamente

1....2......3......4.......5.......6.......7.....

Mantenere la consapevolezza concentrata sulla respirazione

Ora trattieni questo respiro fino al numero di 7

1....2......3......4.......5.......6.......7.....

Ora, espirate attraverso la bocca fino al conteggio di 10

1....2......3......4.......5.......6.......7.......8........9..........10

Molto lentamente e profondamente

Concentra la tua consapevolezza sul tuo respiro

È stabile ora?

Stai respirando a un ritmo più lento ora?

Ti senti ancora ansioso come prima?

Se ti senti ancora ansioso

Continua a respirare profondamente per un po' più a lungo

Se senti che la tua ansia è scesa

Smetti di controllare il tuo respiro

Respirare a un ritmo naturale

Semplicemente,

Respirare

Espirare

Respirare

Espirare

Respirare

Espirare

Respirare

Espirare

Respirare

Espirare

Puoi aprire gli occhi quando ti senti a tuo agio

Se i tuoi occhi sono aperti

Mantenere la posizione per un po' più a lungo

Provate a sentire il vostro ambiente per qualche istante

Riflettere sullo stato della tua ansia

Qualunque sia la ragione dell'ansia

Respirare profondamente aiuta sempre a distogliere la mente dai pensieri inquietanti

Ora puoi rilassarti.

Lasciar passare il treno dei pensieri

La maggior parte delle volte, prendiamo semplicemente il treno veloce per la terra del sovrappensiero. Non permettiamo ai pensieri di passare e cominciamo a parteciparvi.

La nostra mente è un organo molto complesso. In un solo giorno, può avere ovunque tra 50000-70000 pensieri. Ciò significa che abbiamo poco meno di 3000 pensieri all'ora o quasi 50 pensieri al minuto. Questo è un grande numero. Senti tutti quei tanti pensieri che ti bombardano la mente tutto il tempo?

Succede perché la mente è molto efficiente. Tuttavia, ha anche certi pregiudizi. Dà un trattamento preferenziale ai pensieri pieni di tristezza, dolore, stress, paura e ansia. Lo fa per assicurarsi che tu rimanga cauto. Fa parte dell'apprendimento evolutivo che il cervello ha assorbito.

Può essere un buon trucco per sopravvivere più a lungo nella natura dove si è esposti e indifesi. È una strategia molto povera per vivere una vita appagante nel mondo. Tuttavia, il periodo di certezza e sicurezza testimoniato dalla mente umana è stato molto breve, ed è iniziato solo pochi secoli fa. Ha sopportato i periodi di dura sopravvivenza per migliaia di anni e quindi quegli istinti sono ancora dominanti.

Pertanto, la mente può consapevolmente sopprimere i pensieri positivi e mantenere solo i pensieri negativi in superficie. Più vi sentite identificati con quei pensieri, più diventeranno potenti.

L'unico modo per sfuggire a questo triste viaggio è dare un taglio a questo treno di pensieri. Non partecipare ai pensieri negativi.

Se iniziate ad avere pensieri negativi che potrebbero portare all'ansia, create semplicemente dei diversivi fisici per voi stessi. Impegnati in un'attività che richieda la tua intensa partecipazione fisica. Può essere un gioco, un esercizio, una corsa o qualsiasi altra cosa che ti tenga occupato per il momento. Non cercare di impegnarti in qualsiasi tipo di attività piacevole come guardare un film. Più dai alla tua mente il margine di manovra dell'immaginazione, più difficile sarà cercare di prenderti a bordo.

Se i pensieri di dolore, traumi o fallimenti del passato appaiono nella vostra mente, e appare un collegamento con qualsiasi evento futuro, non cercate di argomentarlo. Prendilo come un segno che questa discussione deve finire. La mente vi trascinerà giù al livello che desidera e poi vi batterà con l'esperienza. Creare un diversivo è il modo migliore per evitare di cadere nella trappola.

Rietichettatura dei pensieri

L'ansia ha la capacità di attaccare da più direzioni o almeno crea un'aura del genere. Quando inizi a sentirti ansioso, diventa difficile capire il numero esatto di cose che ti preoccupano. I problemi sembrano intensi, e comincia a sembrare che non saresti più in grado di sopportarli.

Il modo migliore per combattere un avversario più forte è identificare chiaramente i suoi punti di forza e le sue debolezze. Postulare e bluffare è una strategia di guerra comune, e molte guerre sono state vinte così. La tua mente lo fa regolarmente, ed è una professionista in quel gioco.

Ogni volta che ti senti molto ansioso e senti che un attacco di panico potrebbe essere vicino, inizia a decifrare la causa del panico. Cerca di etichettare le cose che ti rendono ansioso.

Dovete etichettare ogni emozione che provate.

Ti senti spaventato? Cerca di identificare i pensieri che ti fanno paura.

Siete preoccupati per i risultati di qualcosa? Cerca di valutare la reale importanza di quel risultato.

Se avete difficoltà a respirare, ricordatevi che avete un attacco di panico, ma passerà. Non è niente di permanente. È solo una fase. Ci sei passato diverse volte.

Se hai diversi pensieri nella tua mente, etichettali uno per uno. Valutateli, riconosceteli e lasciateli passare. Lasciare andare i pensieri stressanti funziona meglio in queste situazioni. Più cercherai di evitare questi pensieri, più forti diventeranno nella tua mente.

Metti le etichette giuste ai pensieri che causano ansia e lasciali andare. Non nascondetevi da loro né cercate di aggrapparvi a questi pensieri.

Capitolo 7: Abitudini produttive per aiutare ad uscire dall'impasse

Uno dei maggiori problemi del sovrappensiero è che porta a procrastinare. Infatti, l'intero scopo del cervello per causare l'ansia è quello di spingerti all'inattività. Vuole che vi mettiate in un angolo in modo da minimizzare il rischio. Come abbiamo già discusso, questa può essere una buona strategia per la sopravvivenza in natura. Non è il modo di vivere in questo mondo dove il tuo contributo conta.

La procrastinazione è uno degli effetti collaterali più comuni del sovrappensiero. Vi tiene in un ciclo infinito di pensiero che non ha alcuno scopo d'azione. La vostra mente può continuare a formare strategie e poi scartarle dopo un certo punto per formarne di nuove e migliori. Questo processo può continuare fino alla fine dei tempi.

Ciò di cui avete davvero bisogno è un piano per rompere la catena di pensieri e passare all'azione. Più a lungo si continua a pensare, più difficile sarà smettere di pensarci troppo. Anche le migliori strategie del mondo possono essere buttate via se non vengono messe in pratica.

La procrastinazione può essere uno dei più grandi tratti negativi di una persona sovrappensiero, e sosterrebbe anche la vostra abitudine di non agire in tempo.

Di seguito sono riportate 5 strategie che possono aiutarvi ad abbandonare il modo di pensare e ad agire. Potete scegliere una di queste secondo la situazione e rompere l'impasse. Ricorda, più a lungo rimani in una situazione di stallo, più difficile diventerà per te uscirne.

La regola dei 5 secondi

La paura ha una relazione molto radicata con il rimandare le cose. Quando si ha paura di fare qualcosa, dei suoi risultati, o si ha un disgusto per essa, la mente inizia automaticamente a pensarci troppo. Ti fa pensare alle conseguenze se le cose vanno male e ti fa anche credere che le cose andranno male. Molte volte, se non agite in tempo, la mente sarà in grado di convincervi che il tempo è passato e che non servirà a nulla intraprendere l'azione.

Alla mente piace tenervi seduti legati ai pensieri. Questo è il terreno di gioco più sicuro per la mente.

Rimandiamo al futuro solo le cose che non ci piace fare. Le cose che non ci appassionano o quelle che ci sono state imposte. Le cose che ci appassionano, le rimandiamo.

La gente non vuole alzarsi la mattina anche se la sveglia suona più volte e viene snobbata. La ragione è la loro spassionatezza nell'alzarsi. Non si sentono entusiasti delle prospettive della giornata.

Le stesse persone si alzerebbero ore prima se dovessero fare qualcosa che li appassiona veramente.

Tuttavia, non si può essere appassionati di tutto ciò che si deve fare. Soprattutto non per le cose che temete o che detestate. Eppure, l'inazione vi spingerà solo a pensare troppo.

Fate la regola di passare all'azione entro 5 secondi dall'avere il pensiero. È una finestra molto breve. Ma non è necessario finire il lavoro in 5 secondi. Dovete semplicemente iniziare.

Per esempio, se dovete andare in ufficio, entro 5 minuti dal suono della sveglia, dovete scendere dal letto. Se rimanete lì più a lungo, la vostra prima preferenza sarà quella di sonnecchiare un'ultima volta.

Una volta superata la finestra dei 5 secondi, la tua mente comincerebbe a ripensare a tutto il processo e sicuramente troverebbe cose che dimostrano l'inutilità dell'intero processo.

Entrare in azione prima che sia troppo tardi. Questo è un ottimo modo per rompere le catene della procrastinazione.

Abbandonare il pilota automatico

La maggior parte delle decisioni che prendiamo non sono decisioni coscienti. Sono decisioni prese d'istinto. Non ci mettiamo davvero molto pensiero. Questo accade perché la nostra mente rimane per la maggior parte del tempo in modalità pilota automatico.

Se non l'avete tassato molto sul prendere decisioni reali, gli piace prendere decisioni basate su riferimenti. Le cose che hai fatto in situazioni simili in precedenza. Hanno portato a qualche risultato negativo? Che probabilità di successo vede per le azioni in questo tentativo?

Le vostre azioni sono guidate dal pilota automatico nella vostra mente sulla base di tali domande. Le situazioni non sono mai giudicate nel loro merito. Alla mente non piace vedere le probabilità di successo questa volta e le condizioni che potrebbero condurla al risultato. Vuole mantenere l'inerzia. Questa è la ragione per cui la maggior parte delle persone procrastina e non agisce mai. La loro mente squalifica facilmente la maggior parte delle possibilità senza nemmeno considerarle un po'. Il tempo rimanente che avrete a disposizione ora verrà utilizzato per pensare troppo.

Se volete liberarvi di questa trappola del sovrappensiero, dovete abbandonare il pilota automatico. Guardate le cose con attenzione. Prendi tutte le decisioni consapevolmente. Guarda il merito di ogni situazione, e non cercare di supporre molto le cose. Questo preparerà un terreno migliore per l'azione, e vi risparmierà anche il sovrappensiero quando smetterete di supporre molto.

Iniziare in modo positivo

Una delle più grandi ragioni per cui ci tiriamo indietro dall'intraprendere qualsiasi tipo di azione è la nostra tendenza a guardare le cose in modo pessimistico. Iniziamo con una nota negativa e poi ci aspettiamo che le cose finiscano positivamente. Questo non funziona quasi mai.

Il processo di pensiero negativo è scoraggiante e fa male all'iniziativa. Rimproverare la propria mente non vi tirerà su, ma vi spingerà all'inazione.

Cercate di iniziare qualsiasi cosa nuova, anche un giorno, con un'intenzione positiva. Non appesantitevi con aspettative, perché anche questo potrebbe riempirvi di preoccupazioni. Partite semplicemente con una nota positiva che le cose miglioreranno da dove cominciate.

Se senti che guardare le cose in modo positivo dalla tua prospettiva non è possibile a causa della tua visione limitata, prova a cambiare la tua prospettiva. Mettiti nei panni di qualcun altro che potresti immaginare che faccia un lavoro migliore. Pensaci con una prospettiva diversa. A volte, cambiare la prospettiva può portare tutto il cambiamento nel lavoro. Le stesse cose che possono sembrare molto impegnative dal tuo angelo forse sono un pezzo di torta per altri.

Una volta un uomo stava cercando una famosa chiesa in un villaggio. Era venuto a piedi da lontano e stava diventando scontroso. Vide un ragazzo che stava pagando e gli chiese la distanza della chiesa. Il ragazzo pensò per qualche secondo e disse 24.858 miglia. L'uomo rimase sbalordito e incredulo. Disse che la chiesa non poteva essere così lontana. Sono venuto a cercarla da così lontano.

Il ragazzo disse che erano 24.858 miglia secondo il percorso che aveva fatto; tuttavia, erano solo 2 miglia se camminava nella direzione opposta.

A volte guardiamo semplicemente le cose da un'angolazione molto difficile. Guardare attraverso la prospettiva di qualcun altro può cambiare l'intera storia.

Può rendere il lavoro facile e interessante. Se vi sentite bloccati in qualche lavoro e sentite che non avete un andare lì, provate a pensare in modo diverso dal punto di vista di qualcun altro.

Riconoscere le paure

Le paure possono spingerci all'inazione. Hanno un impatto molto forte sulle nostre capacità decisionali. Se non affrontiamo le nostre paure, esse continueranno a metterci all'angolo. Anche se continuiamo ad evitare le paure, la nostra mente non si siede in silenzio; ci fa pensare tutto il tempo solo a quelle paure e alle conseguenze delle azioni.

Non c'è scampo da questo ciclo. Se vuoi evitarlo, l'unico modo efficace è riconoscere le tue paure.

Nel momento in cui riconoscete le paure, esse perdono l'impatto mortale che hanno. Siete in grado di capire chiaramente il tipo di impatto che avranno. Si ha anche la possibilità di guardare oltre le paure e valutare chiaramente le possibilità di successo.

Questo è un buon modo per rompere l'impasse e uscire dall'abitudine di procrastinare guidata dalla paura.

Imparare l'arte di fissare le pietre miliari

La nostra mente è costantemente alla ricerca di vie per spingerci all'inattività. Cerca modi per spingervi all'inattività, perché questo è l'approccio più sicuro.

Molte persone che hanno iniziato a lavorare ambiziosamente a un certo punto finiscono per fallire non perché si sono impegnate poco, ma perché la loro mente è riuscita a convincerle dell'inutilità delle loro azioni.

Per esempio, mirate a perdere 10 chili e a dimagrire. Le vostre aspirazioni, motivazioni esterne e ispirazioni possono darvi l'energia per iniziare a lavorare in quella direzione. Ma è un compito che richiede una motivazione costante perché lavorerete contro il vostro corpo. Il corpo renderebbe il vostro lavoro difficile. La mente assisterà il corpo in esso.

Questo significa che dopo pochi giorni, mantenere quella motivazione può diventare molto difficile. Il compito di 30 libbre non è qualcosa che otterrete in pochi giorni o settimane, e quindi c'è un'alta probabilità che vi arrendiate.

Molte persone si arrendono ancor prima di aver iniziato, perché la loro mente comincia a pensare troppo alle probabilità di successo e non ne trova nessuna.

Ora, pensate se aveste definito il vostro obiettivo in modo più preciso e lo aveste suddiviso in tappe più piccole.

Perderai 30 chili in 6 mesi sembra un obiettivo molto ben definito. C'è un obiettivo temporale in modo che non si possa continuare a rimandare ulteriormente. Questa è la prima sfida alla procrastinazione.

Tuttavia, 6 mesi sono un periodo molto lungo, e mantenere la motivazione, anche con un obiettivo definito, può essere difficile.

Avete anche bisogno di pietre miliari che vi aiutino nella vostra ricerca.

Le pietre miliari vi aiutano a mettere in scena i risultati in compartimenti più piccoli in modo da poter seguire i vostri progressi.

Se hai bisogno di perdere 30 libbre in 6 mesi significa che hai 24 settimane per perdere 30 libbre. Questo ci porta a 1,25 libbre a settimana.

Avrete un obiettivo settimanale, e questo può agire come vostro costante motivatore. Avrete alcune settimane in cui la perdita di peso sarà più lenta. Le pietre miliari vi spingeranno a lavorare di più la settimana successiva per recuperare il deficit.

Ci saranno settimane in cui i vostri risultati saranno più alti, e le pietre miliari vi spingeranno a lavorare di più per raggiungere più velocemente l'obiettivo finale.

Stabilire obiettivi chiari, dividerli in tappe più piccole e passare immediatamente all'azione può aiutarvi a rompere le catene della procrastinazione e dell'inattività.

Capitolo 8: La meravigliosa arte della meditazione

La meditazione è un modo incredibile per calmare la mente e costruire la concentrazione nella giusta direzione. La meditazione può aiutare a calmare anche le menti più agitate. Porta chiarezza nei pensieri e aiuta a guardare le cose da una prospettiva più ampia.

La meditazione è una pratica millenaria ed è stata seguita religiosamente nelle culture orientali. È molto utile per rilassare la mente, affinare la concentrazione e aumentare la consapevolezza. Tutte queste tre cose alla fine aiutano ad abbassare l'ansia e a mettere un freno al sovrappensiero.

Molte persone pensano che la meditazione possa aumentare il sovrappensiero perché si permette alla mente di meditare sulle cose ancora più a lungo. Tuttavia, questo non è vero perché quando si medita, si diventa più attenti e si è in grado di guardare i problemi con notevole distacco.

Il distacco fa la differenza nel modo in cui percepiamo i problemi. Quando ci sentiamo troppo identificati con il problema, non stiamo guardando in profondità ma cerchiamo di trovare una radice di fuga. Quando si guarda con distacco, si è in grado di osservare la causa principale del problema e questo ci porta vicino alla soluzione.

La maggior parte delle volte, i problemi che sentiamo molto grandi nella nostra vita non hanno alcun significato. Se c'è stata una persona che è stata molto crudele o abusiva con voi nella vostra infanzia, c'è una grande probabilità che invochi gli stessi sentimenti anche quando crescete. Questo può accadere nonostante il fatto che lei possa essere diventata più grande, più potente e che ora eserciti più autorità.

Sai come legano gli elefanti in India?

Scavano un piccolo piolo nel terreno e vi legano l'elefante con una corda sottile. Quel ruolo non può tenere legato l'elefante. Eppure, gli elefanti non cercano mai di rompere quella corda. Sapete perché?

Quando gli elefanti sono molto giovani, vengono legati con corde simili. In quel momento, le corde sono abbastanza potenti per trattenerli. Tuttavia, nonostante il fatto che gli elefanti crescano ad un ritmo fenomenale, la loro mente non è mai in grado di uscire dal potere di quella corda. Questo è il modo in cui funzionano generalmente le paure.

La meditazione può aiutare ad analizzare la mente e a trovare le paure irrazionali che potrebbero causare stress e ansia.

Come può aiutare la meditazione?

La meditazione può darvi il giusto processo per guardare i problemi. Vi fornirà il solido radicamento dove non vi sentirete spaventati dai problemi che causano ansia.

Ti aiuta anche ad affrontare gli eventi del passato che scatenano ansia e paura. Sei in grado di scaricare il bagaglio del passato e di capire i modi in cui funziona il tuo processo di pensiero.

È una pratica molto semplice che non richiede una formazione rigorosa o un aiuto esterno. Basta essere in costante contatto con il proprio sé. La tecnica è importante, ma è solo una piccola parte della meditazione, la parte più grande della meditazione è la tua capacità di entrare in contatto con il tuo sé. Una volta che sei in grado di stabilire una forte connessione, le cose che causano ansia non rimangono significative.

La meditazione è una pratica eccellente per le persone che soffrono di stress, ansia, depressione, caos interno e paure.

Quali tipi di meditazioni possono aiutare?

Ci sono decine di tipi di tecniche di meditazione che si concentrano su vari obiettivi. Alcune vi aiutano a diventare più consapevoli, mentre altre vi aiutano a rilassare completamente la mente. Ci sono meditazioni per farvi sentire più grati verso il mondo, mentre altre possono aiutarvi a creare una consapevolezza di riposo dove la vostra mente può veramente riposare.

Alcune importanti tecniche di meditazione che possono aiutare ad alleviare lo stress e l'ansia sono:

Meditazione di scansione del corpo

Questa tecnica di meditazione è anche chiamata tecnica di rilassamento progressivo. Vi aiuta ad affrontare i problemi del vostro corpo. Lo stress e l'ansia possono portare a rigidità e dolore nel corpo. Potreste trovare difficile completare i soliti compiti del giorno senza sentire il dolore. Questo stress può farvi soffrire per il sollievo. La meditazione Body scan è una pratica molto rilassante in cui si affrontano le aree di dolore nel corpo attraverso la consapevolezza. Riconoscete e accettate qualsiasi cosa stia causando il dolore, e la vostra consapevolezza vi aiuta ad alleviare il dolore. Questa tecnica di meditazione è molto utile per alleviare il dolore. Aiuta anche a calmare la mente e si è in grado di ottenere una migliore comprensione delle proprie paure.

Attenzione focalizzata

Questa tecnica di meditazione usa il respiro come ancora per portare la tua consapevolezza in un unico punto. Sei in grado di ancorare meglio la tua mente, e tenere a bada i tuoi pensieri che corrono diventa facile. Puoi fare questa meditazione ovunque ed è molto utile se ti senti spaventato o ansioso.

Siete in grado di diventare consapevoli dei vostri pensieri e fermare la vostra mente dal vagare qua e là.

Riconoscimento

Questa tecnica di meditazione è particolarmente utile se stai cercando di scappare dalle tue paure, che diventano ogni giorno più forti. Ti dà l'opportunità di riconoscere tutti i sentimenti nella tua mente e di accettarli. Sei in grado di registrare tutto ciò che succede dentro di te e quindi l'oscurità dell'ignoranza svanisce.

È molto utile per sgombrare il guazzabuglio di emozioni, e siete in grado di notare le cose che vi disturbano in realtà. Dovete ricordare che il riconoscimento del problema è il primo passo per risolverlo efficacemente.

Il riconoscimento del pensiero ti aiuta anche a sgombrare il disordine nella mente e ti permette di lasciare andare le cose che non servono a niente nella tua memoria.

Visualizzazione

Abbiamo già discusso il contributo della tecnica di visualizzazione nel rilassare la mente e portare l'effetto calmante. Con l'aiuto di certe immagini, potete distrarre la vostra mente dalla catena di pensieri negativi esistenti e piantare un messaggio positivo nella vostra mente. La nostra mente lavora in modo molto efficiente su suggerimenti sottili, e quindi tutto ciò che sentite è facilmente incorporato nella mente.

Meditazione di amorevole gentilezza

Questa tecnica di meditazione è molto utile nel caso in cui siate stressati e ansiosi per certe persone. Le persone del nostro passato e del presente hanno un impatto profondo sulla nostra vita. Alcune persone possono avere un impatto molto profondo e inquietante sulla nostra vita. Le loro azioni possono lasciare ferite molto profonde che possono non guarire anche dopo anni.

Formiamo rancore verso queste persone e poi rimaniamo
bloccati nel ciclo di portare quel rancore per sempre.
Semplicemente il peso dei ricordi mantiene le ferite vive per
sempre. Troviamo anche molto difficile fidarci degli altri o
condurre una vita normale.

Questa tecnica di meditazione può aiutare a superare tali
traumi. Ci dà la possibilità di andare avanti nella vita e fare
nuovi e migliori ricordi. Questa è una delle migliori tecniche di
meditazione per portare pace nella vita e guarire le ferite.

Riflessione

Questa tecnica di meditazione aiuta a trovare risposte nascoste
nel profondo della nostra mente. Ci sono diverse cose che
semplicemente assumiamo senza applicarvi alcuna logica. Ci
sono certe paure che non hanno un posto dove stare, ma
prosperano nella nostra mente perché raramente vi prestiamo
attenzione.

Questa tecnica vi aiuta a riflettere sui problemi e ad affrontarli
in modo logico. Hai la possibilità di riflettere sui problemi
percepiti e abbassare il peso dello stress e dell'ansia nella tua
mente.

Consapevolezza del riposo

In questa tecnica di meditazione, non combattete i vostri pensieri, permettete ai pensieri di entrare ma non ne siete influenzati. Mantenete una consapevolezza di riposo dei pensieri e osservate la loro genesi e la loro fine. Questo può aiutarvi a liberarvi dalle grinfie dei vostri pensieri inquietanti che vi sovrastano in qualsiasi momento.

Come praticare la meditazione?

La gente ha strane nozioni sulla meditazione. Pensano che per meditare bisogna sedersi in specifiche posture contorte per ore e cantare mantra che non si capiscono. La meditazione è un modo di vivere. Può essere praticata in qualsiasi forma e postura. Ci sono alcune semplici regole da seguire che vi aiutano a costruire la concentrazione e vi impediscono di cadere nella trappola delle emozioni negative.

Quando e dove esercitarsi

Ci sono alcune pratiche di meditazione che aiutano ad abbassare lo stress, e possono essere praticate ogni volta che si sente lo stress e l'ansia prendere il sopravvento sulla mente.

Alcune pratiche di meditazione come la meditazione body scan funzionano meglio quando ci si può mettere in posizioni specifiche. Come la meditazione di scansione del corpo dovrebbe essere effettuata alla fine della giornata sdraiati sul letto o su un tappetino. La meditazione Loving-kindness dovrebbe essere praticata la mattina presto per farvi sentire meglio durante la giornata. Tenere a mente queste cose può aiutarvi a ottenere il massimo dalla vostra pratica di meditazione. Questo non significa che queste tecniche di meditazione non possano essere praticate in altri momenti della giornata. Significa solo che durante questi momenti sono più efficaci.

Durata

Non ci può essere un diktat sulla durata della pratica della meditazione. All'inizio, potresti avere problemi anche solo a stare seduto dritto per 5-10 minuti di fila. La mente sarebbe molto volatile e continuerebbe a farvi inciampare. Tuttavia, man mano che si pratica, ci si abitua alla routine e si è in grado di meditare molto più a lungo senza perdere la concentrazione.

La durata dovrebbe essere secondo la vostra convenienza. Tuttavia, nei giorni iniziali, dovreste cercare di aumentare progressivamente la durata delle vostre sessioni di meditazione. Si dice che se pratichi la meditazione ininterrottamente per 48 ore circa alla stessa ora, il tuo corpo si abitua alla routine e non avrai difficoltà a renderla parte della tua vita.

Postura

Alcune persone hanno grandi apprensioni riguardo alla postura seduta. Sentono che non possono stare seduti a gambe incrociate per troppo tempo. Alcune persone pensano di non potersi sedere affatto nella postura a gambe incrociate a causa di problemi di salute o del loro peso.

Puoi praticare la meditazione seduto a gambe incrociate, seduto su una sedia, sdraiato, in piedi, camminando e correndo. È l'attenzione della vostra mente che conta di più e non il modo in cui piegate le gambe.

Sedersi in una postura specifica come quella a gambe incrociate ha sicuramente un effetto positivo. Ci sono certi punti di pressione che vengono premuti, e aiutano a mantenere una maggiore concentrazione e consapevolezza. Tuttavia, la tua incapacità di sederti in queste posture dovrebbe impedirti di ottenere i benefici della meditazione.

Pro-Tips

Tenere sempre la spina dorsale dritta

Questa è una delle regole più importanti da seguire durante la meditazione. Sia che tu stia praticando la meditazione in posizione seduta, in piedi o sdraiata, la tua spina dorsale dovrebbe essere sempre dritta. Non dovreste piegarvi lateralmente, né incurvarvi sulla schiena o piegarvi in avanti. Non mantenere la spina dorsale dritta influenzerà la vostra concentrazione e potrebbe farvi sentire distratti, assonnati, o anche timorosi.

Per esempio, piegarsi in avanti mentre si medita può portare alla formazione di pensieri deprimenti. I vostri livelli d'ansia si alzerebbero, e trovereste molto difficile rimanere concentrati su qualsiasi cosa in particolare.

Piegarsi all'indietro vi farà sentire inquieti.

Se ti inclini verso destra, potresti iniziare a sentirti assonnato. Inclinarsi a sinistra può portare a un aumento dei vostri desideri sessuali, e quindi concentrarsi sulla mente diventerebbe difficile.

Puoi usare uno schienale

Se state praticando la meditazione in una posizione seduta, potete usare lo schienale per mantenere la spina dorsale dritta. Sostenere la spina dorsale non è un problema nella meditazione. Dovete solo assicurarvi che la vostra spina dorsale rimanga dritta e che non vi corichiate la schiena.

Non usare un poggianuca

Usare un appoggio per il collo è molto negativo nella meditazione, perché in quel caso, perderete il controllo dei vostri pensieri. Devi tenere il collo dritto e non puoi usare un cuscino. Il tuo collo deve rimanere non sostenuto se vuoi avere il controllo attivo dei tuoi pensieri. Usare il supporto per il collo crea anche il pericolo di andare alla deriva nel sonno.

Riposa le tue mani comodamente

Potete appoggiare le mani in una posizione comoda. Non c'è bisogno di tenerle sulle ginocchia o in qualsiasi altra posizione specifica.

Non stressare troppo il tuo corpo e la tua mente

La meditazione è un'attività rilassante e non dovrebbe diventare una punizione per il corpo o la mente. Devi praticare la meditazione solo per il tempo in cui ti senti a tuo agio. Praticare 5 minuti in più del solito non è un problema, ma costringersi a praticare per ore può rivelarsi controproducente.

Anche se vuoi aumentare il tempo di meditazione, spezzalo in parti più piccole se il tuo corpo o la tua mente non si sentono a loro agio. Invece di avere una sessione di un'ora, puoi avere due sessioni di mezz'ora ciascuna. Il tuo obiettivo dovrebbe essere quello di raggiungere un maggiore equilibrio, concentrazione e consapevolezza.

La meditazione è un modo antico e collaudato per portare chiarezza nella mente e aumentare la consapevolezza. Può aiutare ad abbassare i livelli di ansia e di stress. Se ti senti turbato dai tuoi pensieri e la tua mente ha paure che vengono a perseguitarti in qualsiasi momento, la meditazione può fornirti le risposte alla maggior parte dei tuoi problemi e devi assolutamente fare un tentativo.

Capitolo 9: Pensieri negativi - non sono invincibili

Non c'è modo di eliminare i pensieri negativi dalla nostra mente. Fanno parte del meccanismo di difesa della mente e sono importanti. Tuttavia, il problema inizia quando diventano così importanti che tutto il resto comincia a perdere di significato. I pensieri negativi possono iniziare a sopraffarvi e spingervi nella palude dell'autocommiserazione e del rimpianto.

Questi pensieri sono distruttivi e molto dannosi. Iniziano con un intento positivo ma causano molti danni. Possono distruggere l'autostima della vittima e rendere il recupero molto difficile.

Le persone con pensieri negativi trovano molto difficile trovare il coraggio di uscire dalla trappola. Può essere difficile, ma è sicuramente fattibile. È assolutamente possibile per tutti uscire dalla trappola del pensiero negativo.

Il problema comune con il pensiero negativo è che le persone hanno un approccio sbagliato. Non sono in grado di identificare la negatività nel loro pensiero. Non si può combattere un nemico che non si vede. Questo capitolo vi aiuterà ad identificare i pensieri negativi e vi darà dei modi per uscire dalla loro trappola.

Riconoscere il pensiero negativo

I pensieri negativi iniziano per lo più come buone intenzioni. Come: "Dovrei mangiare in modo sano". Non c'è nessun problema con questa affermazione. Ma questa affermazione molto probabilmente proviene da un rimpianto. Si fa un'affermazione del genere quando ci si rende conto che ci sono problemi nello stile di vita che devono essere cambiati. Queste affermazioni derivano dalla costrizione che si sente. Tuttavia, fare queste affermazioni può avere un impatto negativo sulla psiche. Quando si dice che si dovrebbe mangiare in modo sano, si sta indicando che c'è un problema che deve essere corretto. Tali problemi non sono mai facili da affrontare, perché hanno un lungo passato e per lo più richiedono molto tempo. Nel frattempo, il vostro cervello continuerebbe a ricevere segnali di colpa ogni volta che non riuscite a mantenere il vostro impegno.

Ci sarebbero momenti in cui non sareste affatto in grado di mantenere la vostra determinazione, e questo avrebbe conseguenze negative. Il processo di pensiero negativo diventerebbe più forte e continuerebbe a schiacciarvi nella parte posteriore mentre non lo riconoscete nemmeno.

Questa è solo una dichiarazione. Potete mettere impegni riguardanti le vostre relazioni, abitudini, schemi di pensiero, paure, fobie, o qualsiasi altra cosa, e il risultato sarebbe lo stesso. Ogni volta che non sarete all'altezza delle richieste, ci saranno pensieri negativi di autocommiserazione, rimpianto e risentimento.

Si converte presto in schemi di pensiero automatico negativo. La mente impara e comincia a reagire alle cose in modo negativo anche prima che un'azione abbia avuto luogo. Significa che si iniziano a perdere le guerre anche prima di averle dichiarate e addirittura si continua a essere ridicolizzati per aver perso una guerra che non si è nemmeno combattuta.

Il pensiero negativo non ha un grande inizio.

Inizia con piccoli fallimenti e continua ad accumularsi nella tua mente. È importante che tu cambi il modo in cui guardi le cose. Il modo in cui prendi impegni con te stesso ha un impatto molto profondo sulla tua mente. Quando si dice che si dovrebbe fare qualcosa, questo implica che c'è un bisogno di fare qualcosa, e si deve andare avanti. Diventa una costrizione a seguirla. Ora, la maggior parte di queste cose sono importanti e devono essere fatte, ma non è sempre possibile farle. In questo caso, vi porterete in testa un debito inutile.

Dovete fare queste dichiarazioni con attenzione. Al posto di dire che si dovrebbe mangiare in modo sano, si dovrebbe dire che d'ora in poi cercherò di mangiare il più sano possibile.

Lo stesso dovrebbe valere anche per le vostre paure. Se avete paura di parlare in pubblico, ma il vostro lavoro vi costringe a farlo, è inutile dire che dovrei essere in grado di parlare in pubblico senza paura. Questa affermazione vi riempirà di autocommiserazione perché fallirete con voi stessi ogni volta che parlerete in pubblico. Dovete iniziare con qualcosa come So di non essere in grado di parlare in pubblico con fiducia, ma ci sto lavorando. Cercherò di trovare il modo di superare questo problema.

Il pensiero negativo può avere un impatto dannoso sulla vostra fiducia e sul rispetto di voi stessi. Può farvi sentire male tutto il tempo, e la maggior parte dei vostri sforzi potrebbero essere vani, perché continuereste a sentirvi sconfitti dall'interno.

Tuttavia, se stai già soffrendo di pensieri negativi, ci sono diverse strategie di coping che possono aiutarti.

Strategie di coping

Mindfulness

La mindfulness è un ottimo modo per uscire dal circolo vizioso del pensiero negativo. La mindfulness vi aiuta a rimanere ancorati alla realtà. Si è in grado di capire chiaramente i propri limiti e si ha la possibilità di lavorare lentamente per migliorarli. La consapevolezza è un processo di miglioramento continuo. Vi aiuta anche a liberarvi dal bagaglio delle esperienze passate, e quindi siete in grado di provare di nuovo ogni volta.

Puoi provare la meditazione mindfulness per prevenire la formazione di pensieri negativi nella tua mente.

Modificazione del pensiero attraverso la terapia cognitivo-comportamentale

La terapia cognitivo-comportamentale si basa sul concetto che i nostri sentimenti, azioni, pensieri e sensazioni fisiche sono interconnessi e cambiare uno può aiutare a cambiare gli altri.

Può aiutarvi a ridurre lo stress e ad affrontare relazioni complicate. Si può trovare più facile affrontare il dolore nella vita o affrontare altre sfide difficili nella vita.

Questo è un modo per modificare il modo di lavorare della nostra mente cosciente. Questa terapia non ha alcun effetto sulla mente subconscia, ma è in grado di influenzare il modo in cui la nostra mente conscia pensa e percepisce le cose.

Capitolo 10: Sviluppare una mentalità vincente

Un atteggiamento vincente è qualcosa che si sviluppa. È il risultato del giusto condizionamento. Le stesse persone che sembrano così sicure di sé ed entusiaste possono diventare esattamente l'opposto se sviluppano una mentalità negativa, e lo stesso vale viceversa.

Se vuoi uscire dalla trappola dei processi di pensiero negativi e sviluppare una mentalità vincente, dovrai apportare alcuni cambiamenti positivi nella tua personalità.

Di seguito sono riportati alcuni piccoli ma importanti cambiamenti che dovete fare nella vostra vita personale quotidiana e nella vostra personalità per sviluppare una mentalità vincente. Questi cambiamenti non sono molto significativi, ma possono lasciare un impatto molto profondo sul vostro cervello cosciente e sul modo in cui percepisce i problemi. Questa è una cosa che conta molto quando si tratta di avere una mentalità vincente.

Iniziare la giornata con positività

Questo è un punto che abbiamo già discusso nei capitoli precedenti, ma non può essere sottolineato abbastanza. Il modo in cui iniziamo la giornata ha un impatto molto profondo sul modo in cui finirà o almeno andrà per la maggior parte.

Se vi siete svegliati tardi e fin dall'inizio siete preoccupati che la giornata andrà male, potete essere sicuri di avere ragione, perché avete impostato il tono della giornata. D'altra parte, se vi svegliate sorridenti e uscite di casa aspettandovi che accadano cose buone, avrete molte sorprese piacevoli nella giornata.

Questa non è una magia. Quando si è di buon umore, anche le cose semplici sembrano buone. Vi siete mai sentiti come si sente il giorno in cui avete ricevuto una notizia molto buona? Il giorno in cui siete di cattivo umore, anche il miglior tempo non significherebbe nulla per voi.

Questo non finisce qui. Il tuo umore influenza costantemente la tua psiche. Grida forte e chiaro che tutto sta andando male. Ha già accettato che la giornata è andata male e che finirà con una nota peggiore. Ci vorrebbe un miracolo per risollevare un tale stato d'animo.

Iniziate la vostra giornata con una nota positiva e cercate di mantenerla il più possibile. Avrà un impatto positivo sulla vostra mentalità.

Concentrarsi sulla positività quotidianamente - trovare almeno 4 cose positive del giorno

Alla fine della giornata, ogni giorno cerca di trovare almeno 4 cose positive sulla giornata che è appena giunta alla sua conclusione. Questo dovrebbe essere fatto senza eccezioni.

Può essere qualsiasi cosa che ti è piaciuta in tutta la giornata. Hai visto un fiore, ed era abbastanza bello da sollevare il tuo umore, menzionalo. Hai incontrato uno sconosciuto che ti ha sorriso sinceramente, questa può essere una cosa da menzionare. Hai aiutato qualcuno in qualsiasi modo che ti ha fatto sentire il cibo; questa può essere una cosa da menzionare. Può essere qualsiasi cosa che ti è piaciuta, ma ci dovrebbero essere almeno 4 cose che ti sono piaciute della giornata.

Se vuoi, puoi anche scriverle in un diario o semplicemente dirle ad alta voce. Questo semplice atto può aiutare a cambiare la vostra prospettiva sul mondo. Iniziate a cercare la positività intorno a voi.

Fai qualcosa di positivo per gli altri ogni giorno

Questo è un semplice atto di gentilezza che si può fare. Può essere un atto minore. Non deve essere qualcosa di importante ogni giorno. Ma, dovete fare almeno una cosa ogni giorno che faccia la differenza nella vita di una persona. Quando facciamo un atto di gentilezza, non solo tocchiamo la vita degli altri, ma l'atto altruistico tocca anche un angolo di noi stessi e solleva il nostro spirito e il nostro umore.

Ti riempie di un senso di felicità e ti senti orgoglioso di te stesso, che gli altri lo riconoscano o no. È un cambiamento che può aiutare a infondere positività nella vostra mente.

Vivere il momento

Dovete imparare a vivere nel presente. Dovete smettere di riflettere troppo sul passato. Vivete ogni esperienza come viene, e per favore smettete di giudicare le cose sulla base delle vostre esperienze passate. Questo vi darà una nuova prospettiva. Il cambiamento è una realtà e una verità costante. L'unica cosa che è costante è il cambiamento. Quando giudichiamo le cose in base alle esperienze passate, stiamo ostacolando questo cambiamento.

Apprezza te stesso

Questo è importante. Dovete imparare ad apprezzare le qualità genuine in voi stessi. Devi cercare i punti forti della tua personalità e lavorare per svilupparli. Più ti apprezzi per le tue qualità, più facile sarà rompere il processo di pensiero negativo.

Apprezzare se stessi è importante se si vuole davvero avere successo nelle relazioni, nel lavoro e nella vita in generale. Le persone che non sono abbastanza buone nemmeno ai propri occhi non potranno mai aspettarsi di essere abbastanza buone per gli altri. Se non apprezzi te stesso, continuerai a sentirti stressato e insufficiente. Ci sarà sempre un problema con i vostri livelli generali di sazietà.

Trovare dei modi per rimanere motivati

Rimanere motivati è importante. Dovete trovare tutti i modi che ci sono per rimanere ispirati e motivati. Dai film alle conferenze, qualsiasi cosa funzioni per voi dovrebbe essere usata per ottenere la spinta necessaria. La motivazione continua a darti la spinta per continuare a lavorare con la stessa forza.

Lavora sul tuo linguaggio del corpo

È importante che tu lavori sul tuo linguaggio del corpo. Dall'abbigliamento al modo in cui ti comporti, tutto nella tua personalità dovrebbe parlare della tua fiducia e positività. Devi ricordare che la positività e la negatività sono entrambe contagiose. Una persona positiva può illuminare l'intera stanza, mentre una persona negativa può rendere le persone intorno tristi. Dovresti scegliere il tipo di persona che vuoi essere.

Ricorda che è più importante per te che per gli altri. Il tuo abbigliamento, il tuo aspetto e la tua condotta hanno un profondo impatto sul modo in cui la tua mente funziona.

Apprezzare ed essere grati più spesso

Fate la regola generale di apprezzare gli altri anche per le piccole cose che vi aiutano o che vi rendono la vita facile. È un altro cambiamento positivo che può aiutare molto la vostra mentalità. Quando dite cose positive sugli altri, state ricordando alla vostra mente di pensare nello stesso modo. Quando esprimete la vostra gratitudine per gli altri, siete più aperti, accettanti e riconoscenti. Questo ha un impatto molto profondo sulla vostra mente cosciente.

Cerca la positività anche nelle situazioni difficili

Questo è un gioco da ragazzi. Non si può perdere tutta la speranza quando le cose iniziano ad andare male. Una grande parte della mentalità vincente è mantenere la compostezza anche in situazioni cupe quando gli altri stanno perdendo la speranza. È un'arte che deve essere sviluppata.

Cercare le soluzioni e non i problemi

Bisogna cercare i problemi e non le soluzioni. Questa è un'affermazione che sentiamo spesso. Tuttavia, non appena le cose vanno fuori controllo, la nostra mente comincia a cercare vie di fuga o meglio ancora a ingigantire i problemi. Non contribuiamo a nulla; al contrario, finiamo per peggiorare le cose.

Tutto questo accade perché la nostra mente rimane concentrata sull'intensità del problema e non sulla soluzione. Dovete ricordare che pensare al problema e alla quantità di danni che può causare non potrà mai risolverlo. Dovrete iniziare a pensare al modo di risolverlo. È un talento che dovrà essere coltivato.

Conclusione

Grazie per essere arrivato fino alla fine di questo libro, speriamo che sia stato informativo e in grado di fornirti tutti gli strumenti necessari per raggiungere i tuoi obiettivi, qualunque essi siano.

Il sovrappensiero è un problema che in gran parte rimane ignorato. C'è stato un tempo in cui solo poche persone erano affette da questo problema, e la sua portata non era molto alta perché le persone generalmente rimanevano occupate con altri compiti a loro disposizione. Tuttavia, grazie alla modernizzazione le persone ora hanno più tempo e meno cose da fare. Una grossa fetta del tempo viene ora utilizzata per pensare troppo. L'alto tasso di disturbi d'ansia nella società è una solida testimonianza del fatto.

L'intento di questo libro è stato quello di mettere davanti a voi tutti i fatti relativi al sovrappensiero e spiegarne le cause.

Ho fatto del mio meglio per rendere questo libro il più completo possibile nel dare i dettagli dei modi in cui si può fermare il sovrappensiero e ridurre gli effetti dello stress e dell'ansia.

Questo libro ha anche cercato di spiegare soluzioni come la respirazione profonda, il tapping di EFT, la mindfulness e la meditazione in modo che tu possa farne uso nella tua vita personale.

Puoi anche ottenere tutti i benefici del processo seguendo i semplici passi dati nel libro.Spero che questo libro sia davvero in grado di aiutarti a raggiungere i tuoi obiettivi.

Infine, se hai trovato questo libro utile in qualche modo, una recensione su Amazon è sempre apprezzata!

www.ingramcontent.com/pod-product-compliance
Lightning Source LLC
Chambersburg PA
CBHW061525050726
47593CB00002B/663